「食べる」介護のきほん

圖解 居家吞嚥照護全書

遠離吸入性肺炎 x 攝取完整營養素 x 找回進食幸福感

精準改善咀嚼力，維持長照品質

齋藤真由 著　許郁文 譯

前言

站起來、走路、坐下、吃東西、說話、換衣服、排泄，一旦接受長照，這些長年的習慣或是日常動作就會慢慢地（有時甚至是急速地）變得困難，部分或是全部的動作都需要有人從旁協助。

其中「吃東西」這個動作會直接影響高齡期的生活品質（Quality of Life／QOL）。一旦無法從口腔攝取營養，無法讓內臟正常運作，生理機能就會開始衰退，依賴長照的程度也會急速上升。更糟的是，能吃自己喜歡吃的東西絕對是在越來越不方便的生活之中，非常重要的樂趣之一。

因此本書為了幫助大家維持「從口腔進食的能力」，打算介紹在家裡防止誤嚥，安全進食的方法，以及清潔口腔的方式。

我的專業是解決「進食吞嚥障礙」，會針對維持口腔進食功能，以及解決相關障礙進行診療。其實我原本主修營養學，但在學習的過程中重新認識「人是從口腔進食的啊」這項事實，也為了通盤了解「進食」這件事，而改走牙醫這條路。

從以前到現在，我從牙醫與營養學的角度診治了多位患者，也從這些患者以及患者家屬身上學到不少東西，因此我從這些經驗與各種研究結果整理了許多重點，再透過本書介紹這些重點。本書的主旨則是「希望大家在徹底了解相關的理論之後，找到偷懶的竅門」。

聽到「偷懶」這個詞彙，或許有些人會聯想到不認真、放棄的負面印象，但本書所謂的「偷懶」，其實是「讓工作變得更有效率」。大部分的人在剛開始照顧病人的時候，常常是不明究理的，只能「照著別人的建議做」或是「邊照顧邊思考」，這往往會讓照顧者的生理與心理累積不少負擔。

比方說，照顧者每天都得替病人準備餐點，所以我很常聽到照顧者跟我說「準備餐點很辛苦」「食量越來越小怎麼辦？」。如果每次都很認真準備餐點的話，照顧者難免會因為「沒有時間煮飯」或是「病人不想吃」而感到心急，但其實也可以換個角度思考，告訴自己「每三天觀察一次進食量」或是「會在明天的日間照顧服務提供營養均衡的午餐，所以今天就準備簡單一點的餐點」。

此外，幫病人刷牙，保持口腔乾淨也很重要，因為這麼一來，病人就更能吃得出味道，而且還能預防全身性的疾病。最理想的頻率是每天早、中、晚各替病人刷牙一次，但居家長照的話，往往沒辦法做到這個地步，此時照顧者若知道「為什麼要刷牙」或是「該將重點放在哪裡」，就能縮短照顧的時間，也能減少病人的口腔問題，也間接減少了照顧者的負擔。

我之所以如此堅持「偷懶」，是因為我曾照顧過自己的父親。雖然我曾因為工作的關係，看過不少居家長照的家庭，但是當自己成為照顧者之後，才真的知道照顧病人有多麼辛苦。與照顧管理專員討論，申請長照服務，以及家人一同照顧病人，也的確讓我的心情輕鬆不少。

長照是一條充滿迷惘的路，而且無時無刻在煩惱「這樣對嗎？」的問題，但我向來認為，照顧者以及家人在當下找到的答案都是正確解答。

本書介紹的內容當然不是「最佳答案」，也不需要全部實踐一遍。每個家庭能幫忙照顧的人力、資金都不一樣，也不是所有的家庭能夠兼顧工作與照顧小孩。如果本書能讓照顧者以及被照顧者的負擔減輕一些，讓需要忍耐的情況能夠減少一些，以及讓受照顧者能夠享受美食，過著充實的每一天，那將是作者無上的喜悅。

接下來就讓我從進食的過程開始介紹吧。

齋藤真由

2021年10月

CONTENTS 目錄

第1章 維持「進食樂趣」的注意事項

第2章

在進食之際，有沒有遇到這類「困擾」呢？

第3章 透過用餐姿勢解決進食之際的困擾

第4章 居家能做到什麼地步？

第5章

提升咀嚼力與吞嚥力就能預防疾病

第 1 章

維持「進食樂趣」的注意事項

「進食」機制

1 「從嘴巴進食」很重要？

- 「從嘴巴吃，從屁股排泄」是健康的祕訣
- 美食帶來的心情愉悅也很重要

光是動動嘴，口腔會變得乾淨？

「醫師，我家奶奶沒辦法吃東西，所以請幫她打點滴喲」

曾有患者的家屬如此提醒我。我非常能夠體會這位家屬的心情，也知道他其實是在說「如果奶奶沒辦法從嘴巴吃東西，希望讓奶奶從點滴攝取足夠的營養與恢復活力」。的確，如果是脫水症的話，暫時打點滴的確可以恢復活力。

不過，吃東西最好還是從嘴巴吃，接著就為大家說明理由。

假設你跟朋友決定午餐吃披薩。一邊把披薩塞進嘴裡，一邊與朋友大聊特聊去義大利旅行的回憶，晚上回到家之後，你走進浴室，搓了搓身體的髒汙（老舊皮膚），再用熱水沖掉，覺得神清氣爽……。

或許大家會覺得「怎麼突然接到洗澡的事？」其實你在吃披薩的時候，你的口腔也發生了相同的事情，也就是在吃東西與聊天的時候，舌頭與食物會將老舊的黏膜刮下來，然後這些黏膜會被唾液沖掉，整個口腔也會變得乾淨。換句話說，**用餐或是聊天這類會讓嘴巴動個不停的動作，能讓口腔變得乾淨**。某項研究指出，要讓口腔常保乾淨的條件之一就是「從嘴巴進食」。

從嘴巴吃東西會對身體造成哪些影響？

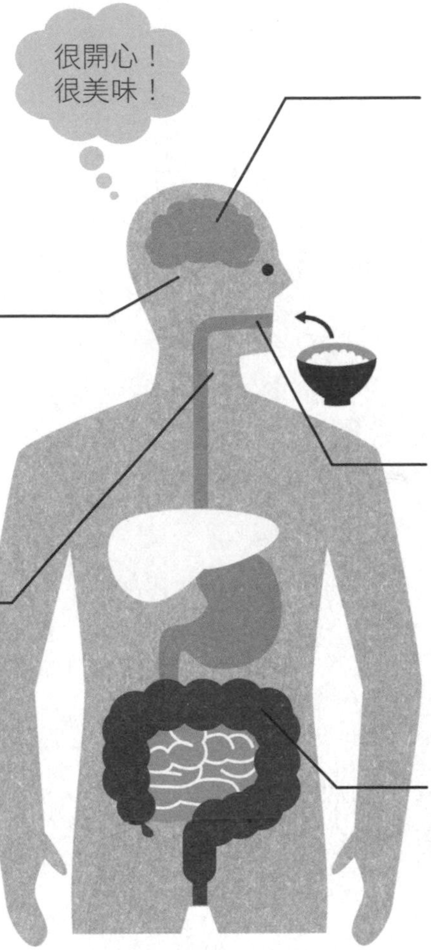
大腦會活化
咀嚼與吞嚥這類動作會刺激大腦
刺激五感
除了品嘗食物之外，還能欣賞食物、聞到味道、拿著餐具體驗各種來自感官的刺激
口腔的自我清潔
咀嚼造成的摩擦以及唾液都能沖掉口中的汙垢，抑制細菌繁殖
口腔與脖子周邊肌肉的重量訓練
不斷利用咀嚼肌咀嚼以及將食物吞進肚子的動作，都是一種重量訓練
讓內臟運作
食物會在胃部與腸道消化、吸收。促進腸道運作等於提升免疫功能

大口咀嚼以及吞嚥會用到口腔與喉嚨附近的肌肉，所以進食也是一種肌力訓練。

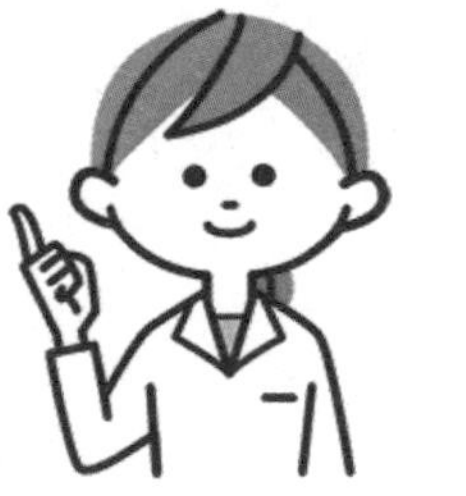

進食也是肌力訓練？

大口咀嚼以及吞嚥會用到口腔與喉嚨附近的肌肉，所以**進食也是一種肌力訓練**。由於會不斷地利用咀嚼肌大口咀嚼，以及利用脖子附近的肌肉將喉嚨往上拉再吞嚥，所以從嘴巴吃東西是訓練量非常足夠的肌力訓練。

鍛練肚子，提升免疫力

從口腔攝取食物之後，營養與水分會進入腸道。一如「腸道免疫」這句話，**腸道負責了60%的免疫功能**，所以鍛練腸道可維持免疫機能正常發揮。

假設「從口腔進食」換成「打點滴」，水份與營養就是從血管進入身體，腸道就會失去鍛練的機會，連帶影響免疫機能的運作，所以除非是因為某些疾病而不得不讓腸道休息的情況，否則都應該讓腸道徹底動起來。

進食也能餵養心靈

只有從口腔進食才能與家人、朋友一邊用餐，一邊享受美味與暢談回憶，得到心靈的滿足，所以就算只是偶爾從嘴巴進食，也能讓我們的**身體與心靈變得更沉著穩定**。

實例

有不少患者因為不易進食而決定使用胃造瘻管（參考 126 頁）之後，口腔環境就變得很髒。由於主要的營養都是從胃造瘻管攝取，所以患者會變得很少從口腔攝取營養，也不太會與別人交談，如此一來，開口進食與說話的機會也就大幅減少。

護士與口腔衛生師雖然可以幫忙維持口腔清潔，但不免還是會覺得「原來不動嘴巴之後，會變得這麼髒啊……」。過去調查進食吞嚥障礙患者的口腔時，就發現越是依賴胃造瘻管的患者，越需要口腔衛生師幫忙維持口腔的整潔。

2 為什麼得維持口腔的整潔

● 口腔有很多細菌
● 誤嚥性肺炎與牙周病會對全身造成影響

口中的細菌跟「這個」一樣多？

大家都知道，食物進入口腔之後，會經過消化與吸收，之後再變成糞便，然後從屁股（肛門）排出。我們都覺得糞便是「穢物」，但你可知道，每1毫克的齒垢有數億個細菌，與糞便的細菌量差不多，換言之，**口腔的細菌量與糞便差不多。**

口腔的溫度大概是37度左右，而且會因為唾液而變得濕潤，所以是非常適合細菌繁殖的環境。齒垢的70～80％都是細菌，所以當齒垢越來越厚，就越來越容易蛀牙與罹患牙周病。

誤嚥性肺炎與口腔整潔的關係

負責照顧家人的人或是身邊有高齡者的人，肯定聽過「誤嚥性肺炎」這個病名。所謂「誤嚥性肺炎」就是

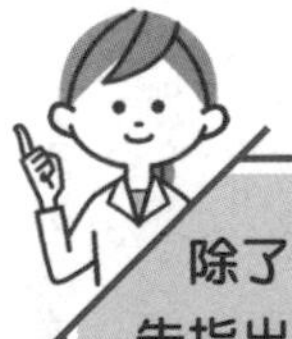

除了誤嚥性肺炎與糖尿病之外，也有報告指出，咬合不正會破壞身體的平衡，讓人變得很容易跌倒（跌倒是「臥病在床」的主因！）此外，如果無法正常進食，就會出現營養不良的問題，所以口腔狀態的好壞的確會對全身造成影響。

誤嚥性肺炎的主因

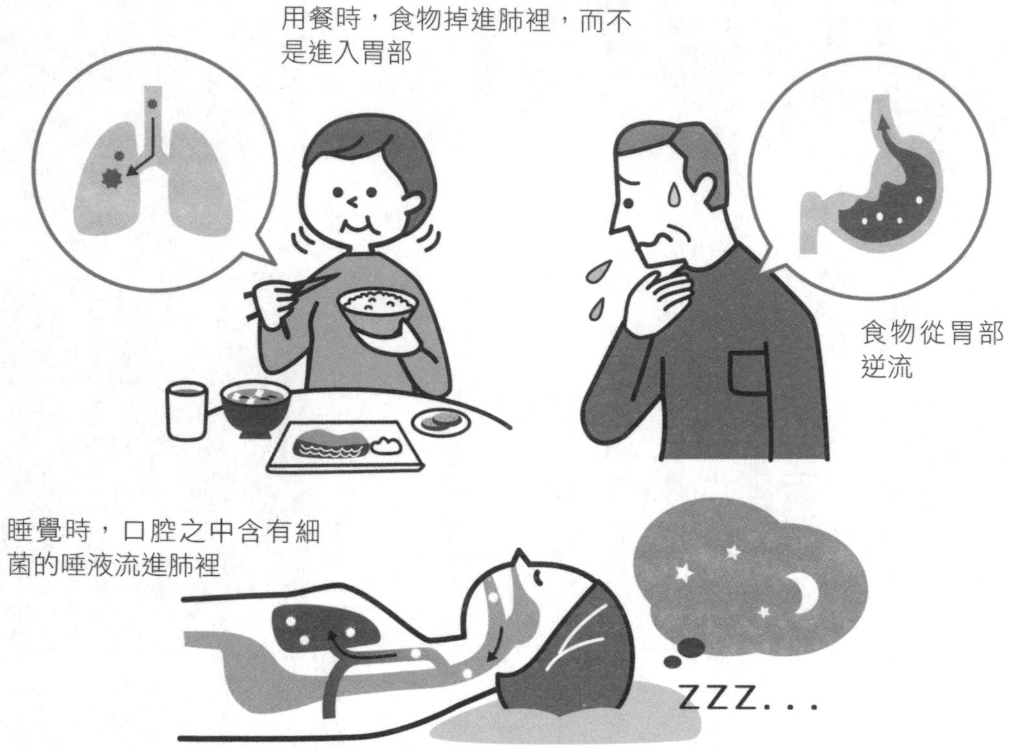
用餐時，食物掉進肺裡，而不是進入胃部
食物從胃部逆流
睡覺時，口腔之中含有細菌的唾液流進肺裡
ZZZ...

食物或空氣之外的東西不小心掉進肺裡，導致肺部發炎的呼吸道疾病。

誤嚥性肺炎常在吞嚥機能（吞嚥力）下滑的高齡者、腦中風這類腦血管患者，以及帕金森氏症者這類神經肌肉疾病的患者身上發生，許多人也都覺得這些人之所以會常發生誤嚥性肺炎，都是因為吃東西的時候，食物不小心跑到肺部。

不過，誤嚥性肺炎的病因可不只是這樣。**口腔之中含有細菌的唾液以及從胃部逆流的嘔吐物也都是造成誤嚥性肺炎的原因**。此外，就連睡覺的時候，都有可能會有少量的唾液流入肺部，因而引起誤嚥性肺炎。

換言之，除了食物之外，只要口腔裡面的東西掉進肺裡，或是口腔裡面有很多細菌，以及身體抵抗力下降的時候，都很容易罹患肺炎，所以**保**

牙周病對糖尿病的影響

罹患牙周病會導致糖尿病惡化

牙周病

- 慢性發炎導致發炎前期細胞素分泌

⬇

- 胰島素的效果不彰

⬇

- 血糖值不容易下滑

糖尿病

- 血糖值一直居高不下，導致血管變得脆弱

⬇

- 血液循環變差，嗜中性白血球無法正常發揮功能

⬇

- 變得容易感染

⬇

- 牙周病的發病風險上升

有糖尿病就容易罹患牙周病，牙周病也容易惡化

一旦依賴長照的程度上升，口腔保健與治療的難度就會跟著上升。假設因為蛀牙而缺牙或是牙齒鬆動，請務必趁著還健康的時候（還能自己去看牙科的時候）治療牙齒。

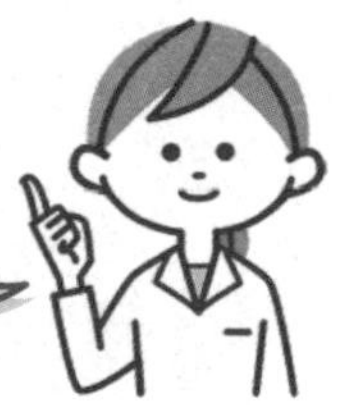

持口腔整潔與減少口腔的細菌量，可說是預防肺炎的第一步。

牙周病不是只與口腔有關的疾病

失去牙齒的主因是牙周病。牙周病是**細菌侵犯牙齒與牙齦之間的牙周囊袋所引起的發炎症狀**，此時牙齦會變得紅腫，牙齒附近的骨頭會溶解。

如果牙周病惡化的話，細菌與細菌製造的毒素就會滲入齒齦的血管，順著血液流遍全身，所以才說牙周病不只是口腔的疾病，更是與全身有關的疾病。

最值得注意的是牙周病與糖尿病的關係。牙周病與糖尿病都是造成慢性發炎的原因，而這些從發炎細胞分泌的物質（發炎前期細胞素）會讓抑制血糖值的荷爾蒙（胰島素）無法正

常發揮效果。有報告指出牙周病患者在徹底治療牙周病之後，血糖值也跟著改善。

越是不容易蛀牙或是牙齒越是乾淨整齊的人，越需要注意牙周病，因為大部分的人都覺得不痛就不需要去找牙醫。若不定期去牙醫診所接受牙齒健檢，就很容易疏於照顧牙齒，有可能事後才突然發現自己罹患了牙周病。

維持進食的能力以及長保口腔清潔都是維持年老健康、避免依賴照護的重要關鍵。

實例

之前曾有患者因為「口腔不斷出血」而跑來診所求助。我最先想到的是牙周病，但出血的方式真的很奇怪。當我為這位患者進行血液檢查之後，發現他的血小板，也就是止血成份特別低，也才發現他患有特發性血小板減少性紫斑這項疾病。

口腔的問題除了與牙周病、糖尿病有關，也與全身的疾病有關。一旦覺得口腔「與平常不太一樣」或是「有些異常」，請務必諮詢牙醫師。

說是全身的衰退從口腔開始也不為過。牙齒一痛，就無法盡情享受「進食的樂趣」。當進食成為一種麻煩，就很有可能因此營養不良，也沒有心情「為了健康而運動」，有些人甚至會因為掉了門牙而覺得「與別人交談很丟臉」，因而不願意出門。由此可知，口腔的狀態一旦惡化，就會導致生理與心理變得不健康。

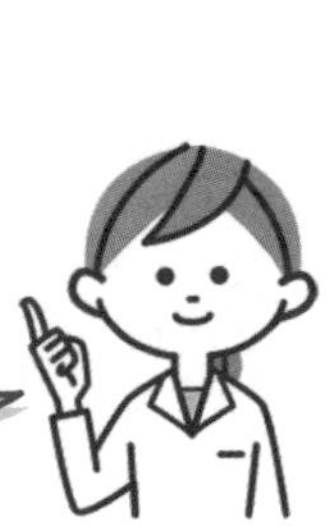

3 「方便進食的餐點」有哪些？

- 對當事人來說，「方便進食的餐點」能預防誤嚥
- 透過適當的烹調方式讓食物變得更容易咀嚼與吞嚥

如果咀嚼與吞嚥的力道變弱的話？

大家聽到「方便入口的飲食」，會想到哪些食物呢？當我們身體健康的時候，吃東西都很順利，但如果牙齦腫起來，一咬就會痛的話，是不是就會想吃豆腐或是不太需要咀嚼的食物來填飽肚子呢？

換言之，所謂的「方便入口的飲食」就是身體的狀況（在上述的例子裡，就是不太需要咀嚼的動作）與食物的性質（稍微咀嚼就能嚼爛的軟性食物）吻合的情況。

當咀嚼與吞嚥的力道因為年老或是生病而變弱，**食物是否方便入口這件事將直接影響當事人的「安全」**。

一般來說，「方便咀嚼的食物」就是容易咬碎、嚼爛的食物，而「方便吞嚥的食物」則通常比較濕潤與順口。如果是不需要另外處理就很容易入口的食材就不需要特別烹調，但其他的食材則可透過一些料理方式煮成「方便咀嚼」或是「方便吞嚥」的形狀。

具體來說，想讓食材變軟的話，可拉長加熱時間，如果想讓食材變得方便咀嚼，則可在食材畫出幾道刀口，或是去除纖維較硬的部分。如果想讓食材變得順口，則可試著勾芡或是淋點美乃滋。

何謂「方便入口的食物」？

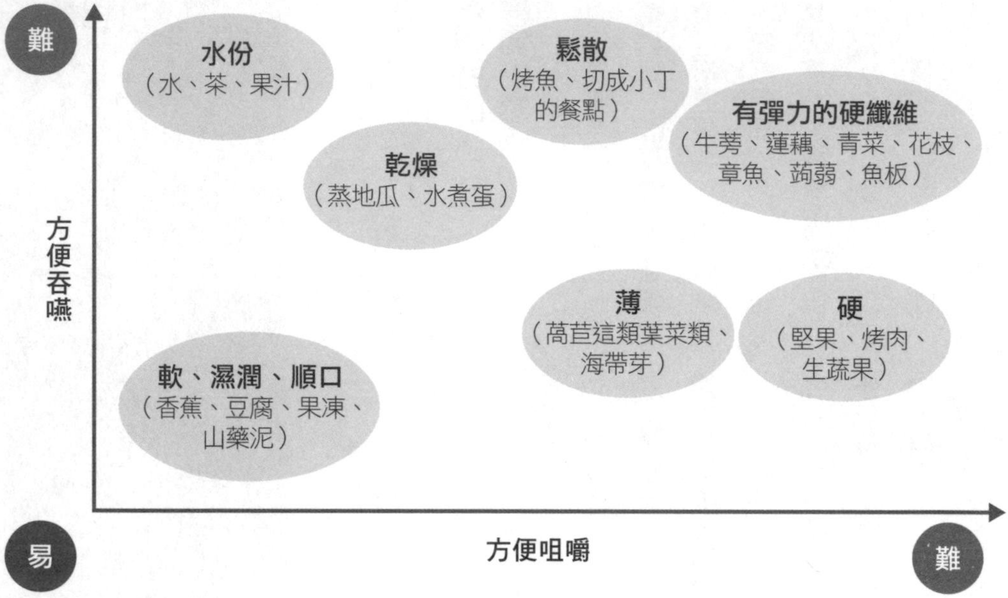

方便咀嚼與吞嚥的烹調方式

水份	稍微勾芡
乾燥	以燉煮或是美乃滋增加水份與油份
鬆散	利用勾芡或是蘿蔔泥讓食材集中
有彈力的硬纖維	在食材切一些刀口，讓食材變得容易咀嚼，或是乾脆不要使用這種食材
薄	萵苣可切成絲，增加份量 海苔或是海帶芽則要小心地吃（不然就不要使用）
硬	拉長加熱時間 肉類可切成細條或是使用絞肉（不要切成肉燥的樣子）

確認是否為適合當事人的飲食

照顧時有沒有遇過患者不管怎麼咀嚼，在吞下的時候還是噎到的經驗？或者是吃飯吃到一半之後，比較容易噎到，或是沒辦法一口氣將食物吞進肚子呢？如果有過這類經驗，**代表患者身體的動作與食物的性質不太配合**。

如果覺得「飲食的內容不太適合」的話，不妨先問問當事人，是不是覺得這些食物不方便吃，不過，往往會得到「也不會不方便吃啦」的答案，有時候當事人自己也不知道該怎麼回答，所以這時候就只能由身邊的人觀察當事人的情況，再像是偵探般推敲出真相了。

「方便入口」等於容易吃膩？

方便入口的食物包含打成泥或是做成凍的餐點。若從軟硬、彈性這類物理性質來看，這些食物的確是「方便入口」。

不過，用果汁機打成糊狀，或是做成凍狀的食物通常只有一種口感。我們吃東西的時候，除了享受食物的味道，也會享受硬的或黏的這些「口感」。就算**一開始覺得口感一致的食物「很方便吃」或是「很美味」，但時間一久，還是有可能會覺得一直吃這些食物很膩**。

安全地吃那些方便入口的食物固然重要，但還是會想要吃得開心一點，所以哪怕受照顧的人不是那麼方便吃，也可以偶爾替對方準備一兩道吃起來美味或是讓人食指大動的餐點，提升受照顧的人的食慾。

太酸或太辣的調味也會讓食物變得不太容易入口。如果會因為太過刺激而噎到，那麼這類調味點到為止就好。

4 從進食的動作思考「飲食的方便性」

- 「進食」是由一連串複雜的動作組成
- 切碎、切細不代表方便入口

想順利「進食」得靠一連串協調的動作才行

大家是否仔細想過每天習以為常的「進食」是怎樣的一串動作呢？

比方說，將熱騰騰的白飯盛到碗裡，再將一顆梅乾放在白飯上面，然後用筷子挾起一口飯，再放進嘴裡。仔細咀嚼之後，讓口中的白飯與梅乾變得爛爛的，而且還混了一堆唾液，最後再感受到白飯的甜與梅乾的酸交

咀嚼與吞嚥食物的流程

①認知期（先行期）

用眼睛看、用鼻子聞，確認食物與進食方式

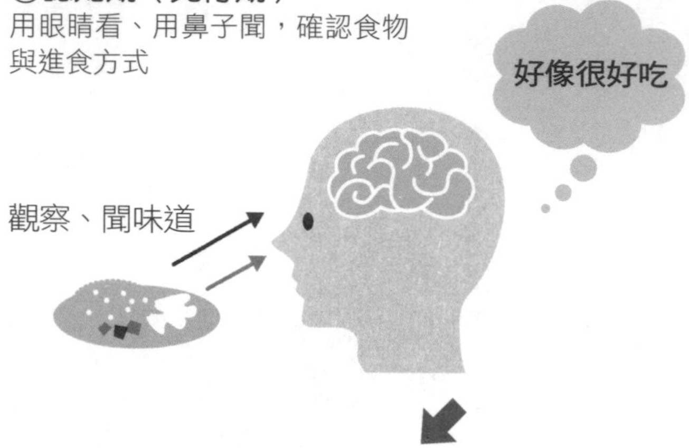

②口腔準備期（咀嚼期）

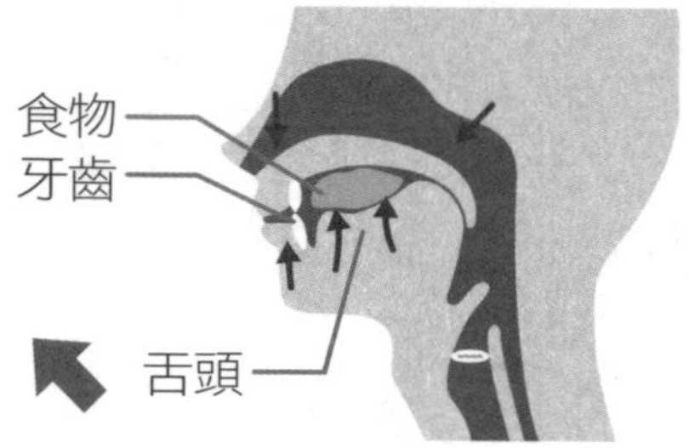

利用牙齒、舌頭、臉頰嚼爛食物，再混入唾液，讓食物形成可吞嚥的狀態

③口腔期
將咀嚼過的食物從口腔運至咽喉處

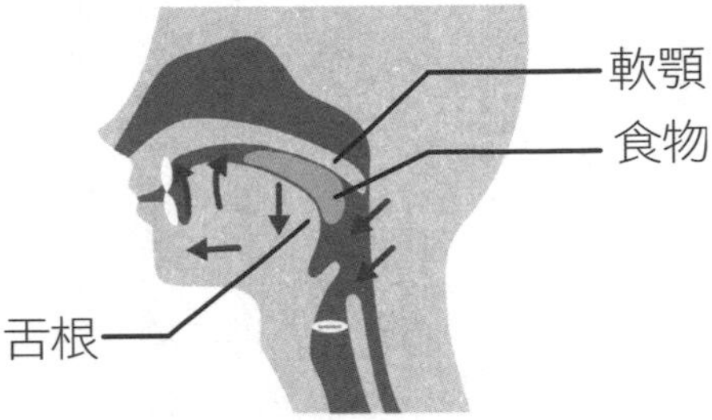

④咽喉期
透過吞嚥反射動作讓食物從咽喉進入食道

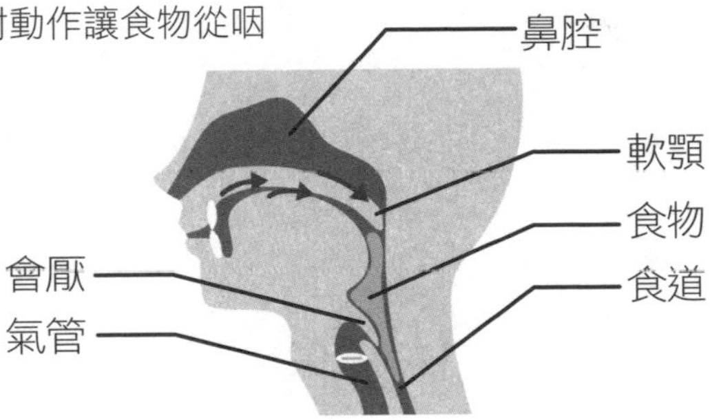

⑤食道期
透過蠕動將食物從食道送至胃部

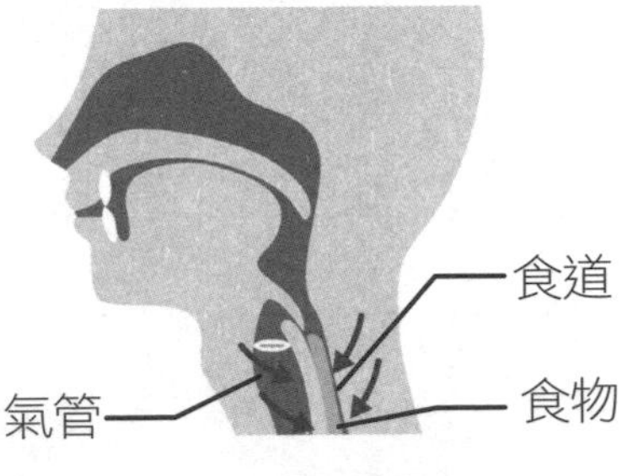

融而成的「美味」。當身體感受到口中的食物已經變成「可以吞嚥的狀態」，便觸發吞嚥這個反射動作，將食物吞進肚子。

這一連串習以為常的動作**完整應用了人類的五感**。當大腦發出指令，這一切就像是推倒骨牌般，**各式各樣的蓋子與出入口在絕佳的時間點依序開闔**，食物也從口腔經過喉嚨，再被送入胃部。只要這一連串的動作之中，有一個動作不協調，「進食」這項動作就無法順利完成。

「因為不方便吃，所以切碎一點」是錯誤的觀念

當我詢問那些居家照顧的人都怎麼準備飲食，通常會得到「受照顧的人好像沒辦法好好吃，所以我都會把食材切得碎一點」。這應該是因為大部分的人都覺得「不方便吃↓牙齒不好↓沒辦法咀嚼↓把食材切碎一點，就不用咀嚼」，所以才把食材切得碎碎的。

不過，請大家回想一下剛剛「梅乾飯」的例子。「咀嚼」是**把食物嚼爛的動作，並且同時會混入唾液**，讓食物變成方便吞嚥的形狀，所以把**食物切碎不過是取代了「嚼碎」這個步驟而已**。

切成小塊的餐點等於是將半成品的食物放進口中，這會讓一連串的咀嚼動作被打斷，而且切得碎碎的食物反而很難在口中進行處理。

如果覺得受照顧者「不太方便吃」，那麼**該注意的不是食物的大小，而是軟硬度**。

過去曾在農村進行過與咀嚼有關的研究。請活力十足的高齡者吃各種蔬菜，再請教他們「覺得方便吃的理由」之後，發現牙齒所剩無幾，或是裝了一大排假牙的老人家幾乎都回答「因為很軟」這個答案。原以為食物的大小也會影響方便進食與否，沒想到大部分的老人家都沒提到這點。由此可知，比起「食物的大小」，食物的「軟硬度」更是影響方便進食與否的關鍵。

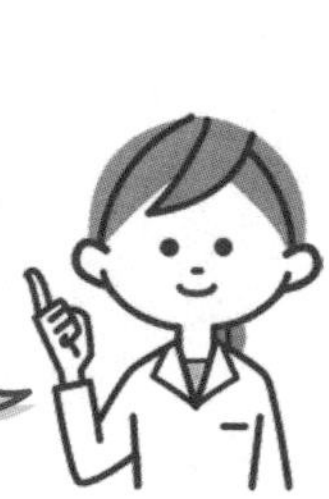

5 餐點的準備與口腔保健都要掌握重點與節省力氣

- 「用餐時間」與「刷牙時間」都是每天的例行公事
- 掌握邏輯，想辦法取巧

吃飯、上廁所、洗臉、刷牙都是我們習以為常的動作，而且都會在固定的時間點進行，而所謂的長照就是由照顧者幫忙受照顧者完成這些動作。

不管是吃飯、上廁所、洗臉還是刷牙，如果是為自己做，通常不會有什麼想法，但如果是「為了別人做」情況就大不相同。「沒時間做」或是「煮了這麼多菜，但是受照顧者都不吃」，許多照顧者都會有這些焦慮與不安吧。

其實這些焦慮與不安都是源自「一切不如期待」的情緒。當這類期待越高，就越難達成，也會更容易感到不安與焦慮。如果真的是這樣的話，**倒不如試著調降「不做不行」的門檻**。

居家長照要注意的事情可說是多不勝數，以飲食或是口腔保健為例，真要做的話，要照顧到什麼地步都可以，但這麼一來不只會讓照顧者疲於奔命，也會被逼入絕境。

「取巧不等於偷懶」

調降門檻不算是偷懶，而是**學習正確的知識，有效率地照顧需要被照顧的人**。

以飲食為例，如果需要將食材製作成方便吞嚥的食物，那麼每天這麼做絕對是很辛苦的事。這時候可試著使用市售的食品或是冷凍食品、香蕉、酪梨這類剝了皮就能吃的食材，

夜間的細菌增加數量

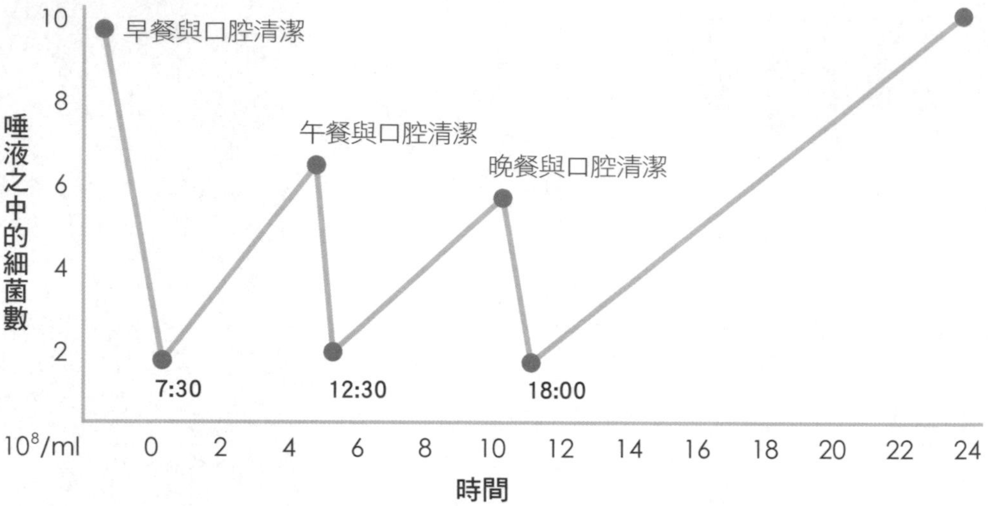

出處：奧田克爾「潛伏在高齡者身邊的暗殺者：與口腔菌膜的戰爭」老年齒學醫學 24卷2號、2009年

一天固定清潔口腔 3 次是理想的照顧，但怎樣都無法達成的話，那就從日常生活中，找到適當的時機就進行清潔吧。推薦睡覺前一定要進行口腔清潔保養。

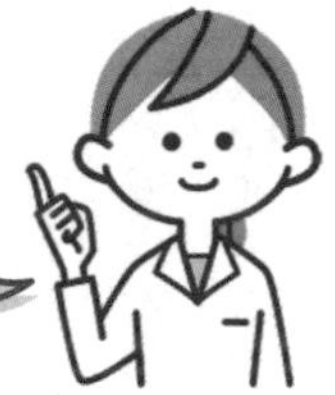

或是煮一些一次能煮很多的料理，再將這些料理放進冰箱冷凍，就能讓每天準備餐點的過程變得更加輕鬆。

就算某次用餐的營養不是那麼均衡，**只要三天的飲食加起來，大概攝取了足夠的營養就沒問題**。

如果有機會在日間照顧中心這類地方外食，熟悉長照的工作人員一定會幫忙準備營養均衡又美味的餐點，甚至還可以幫忙餵食。當我們能告訴自己「就算在家裡吃飯的時候營養不夠均衡，之後會去那裡吃飯，應該就能攝取足夠的營養」，心情就會輕鬆不少。

掌握訣竅，減少每日的負擔

一般來說，每天幫忙受照顧者清潔三次口腔是最理想的模式，但是當受照顧者越是依賴他人的照顧，就越

以「符合實際情況的照顧」取代「理想的照顧」

使用調理包
或是香蕉
日照中心的餐點
晚上的口
腔清潔

難做到這點。

口腔清潔的目的在於**減少口腔的細菌，預防各種疾病，刺激口腔，讓口腔能正常運作，以及變得更清爽**。

在過去的各種研究指出，口腔的細菌會在晚上大幅增加，所以就算沒辦法每天幫忙受照顧者清潔口腔三次，只要能遵守「晚上一定要幫忙清潔口腔」這點，就能達成口腔清潔的目的。

可以的話，可以請牙醫師到府協助，以數週一次的頻率，進行專業的口腔清潔以及診療，就能更加放心。

很多人家裡會在年末的時候，請清潔業者來家裡大掃除，這時候業者通常會使用特殊的器具或是清潔劑將家裡打掃得閃閃發亮，一般的日常打掃只需要維持現狀即可，口腔清潔也是同理可證。

請專家定期維護口腔清潔，平日只需要維持一定的清潔程度的話，照顧者的負擔也能減清不少。

「得準備容易入口的餐點，可是時間不夠……」

「用餐之後應該要刷牙，但實在很麻煩……」

照顧者會這麼想是理所當然的，在時間不夠或是心情煩燥的時候，拜託別人或是花錢請人幫忙，絕對不是什麼罪惡。

請大家從**「非做不可」的心情切換成「只要做到這點就沒問題」的思維**，試著在適當的時機取巧與偷懶。

COLUMN

口感的豐富性也是美味之一

有位患者因為誤嚥性肺炎住院，不得不暫時禁食，什麼都不能吃。在他身體慢慢恢復之後，便可以稍微從嘴巴進食，而且一開始先從凍狀食物開始吃。當他吃了第一口，便大喊「真的好好吃啊，沒想到會這麼好吃」，他的家人也因此放下心中的大石頭。

不過，這位患者一直沒辦法恢復以前的飲食習慣，除了凍狀食物之外，其他食物幾乎都沒辦法入口。在吃凍狀食物一、兩週之後，這位患者便開始抱怨「我不想再吃這些東西了」「一開始我是以吃藥、練習吃東西的心情吃這些食物的」，之後便試著吃溫泉蛋這類與凍狀食物類似的食物，好不容易才得以出院。

其實這類病例並不少見。許多長期吃凍狀食物或是糊狀食物都會有這類抱怨，而每次聽到這些抱怨時，我都再次體會口感夠豐富，才能吃得更津津有味這件事。

第2章

在進食之際，有沒有遇到這類「困擾」呢？

1 「好不容易才準備好的餐點，他卻一口也不吃」

● 先找出「不吃的原因」
● 試著對症下藥

與居家長照的照顧者聊天之後，這些照顧者常跟我說「這陣子，媽媽的食量變小」「爺爺都不吃飯，不知道該怎麼做才對」，問我該怎麼解決高齡者食慾不振的問題。

我通常會建議他們「先問問當事人為什麼不想吃飯」，但有時候連當事人也不知道為什麼。這時候大家不妨確認一下，受照顧者不想吃東西的理由是否符合下列這些理由。

【理由 1】假牙不夠貼合，口腔裡面有會痛的地方

咬合不正、嘴破、假牙磨破皮，一碰就會痛，水份會滲入傷口，如果有這些問題，當然沒辦法好好用餐。如果問當事人「嘴巴裡面有沒有哪裡會痛？」結果對方沒辦法清楚回答的話，就請當事人讓你看看嘴巴裡面。

如果是需要高度照顧的人，照顧者應該每天觀察受照顧者的口腔有沒有問題，此時可試著在用餐「之前」先清潔受照顧者的口腔。我們都知道「用餐之後要刷牙」，但是**先清潔口腔再吃東西，更能品嘗食物的味道，也能有效預防誤嚥性肺炎**。如果是能夠自己清潔口腔的人，則可以要求對方在用餐之後刷牙，如果是需要別人幫忙清潔口腔的人，則可以先跟對方說「待會要吃飯囉」，然後一邊幫他清潔口腔，一邊觀察口腔有沒有問題，等到分泌了足夠的唾液，再餵對

拒絕進食的理由？

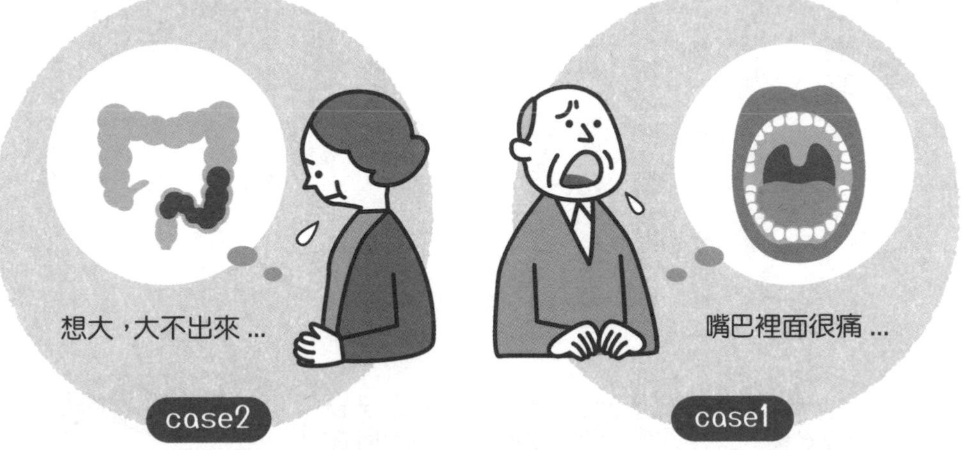
想大，大不出來…
case2
嘴巴裡面很痛…
case1

因為便祕，肚子脹脹的

假牙不合適，嘴巴裡面很痛

順帶一提，食物與唾液融合之後，味道才能傳到舌頭表面的味蕾細胞，所以在唾液正常分泌與舌頭很乾淨的狀態，才能吃出味道喲。

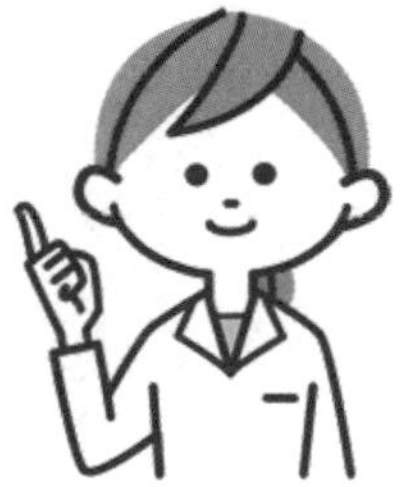

方吃飯。

【理由2】因為便祕，肚子老是脹脹的

受照顧者是否正常排便？因為便祕而無法從身體的出口（屁股）排出該排的東西，卻還是一直要從入口（嘴巴）塞東西的話，當然會堵住，也不會有食慾。尤其運動不足或是水份、膳食纖維攝取不足時，腸道的蠕動就會變弱。長期便祕也有可能造成嘔吐，因而引發誤嚥性肺炎。

檢查受照顧者的排便是否正常，如果發現便祕的話，可與醫師或護士商量，試著幫忙受照顧者排便。

【理由3】一吃就會噎到，所以不想吃

大家應該都有過莫名其妙噎到，

而且噎得很痛苦的經驗。某項研究指出，曾經不小心被一口份量的10％噎到而不斷咳嗽的患者，之後就會變得不太想吃那樣食物。常常噎到會讓人覺得很疲勞與痛苦，身體也有可能因為感到危險而不太想吃東西。

　該怎麼計算噎到的頻率呢？如果是每次用餐都會噎到一次，身體會出現明顯的防禦反應（反射性的咳嗽），如果患者出現這類反應，就代表患者吃東西的時候噎到了。不過，**如果實在太常噎到，或是在吃某些東西的時候特別容易噎到，就有必須確認患者吃了什麼，以及吃飯時的姿勢，還有吃飯的時候，是否醒著。**

【理由4】睡著了，所以沒辦法進食

有時候會因為太想睡而沒辦法吃

在替患者尋找安全的食物時，就會知道患者會在什麼時候以及吃什麼東西的時候噎到（參考42～46頁）。

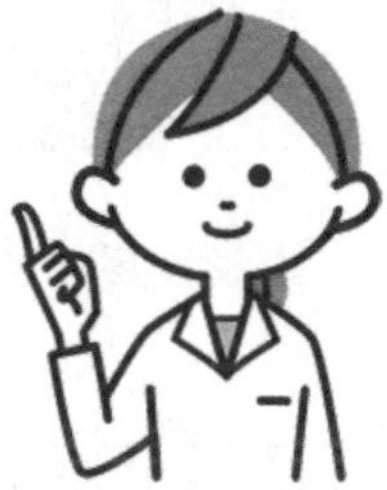

因為噎到所以不想吃

睡著了，所以沒辦法進食

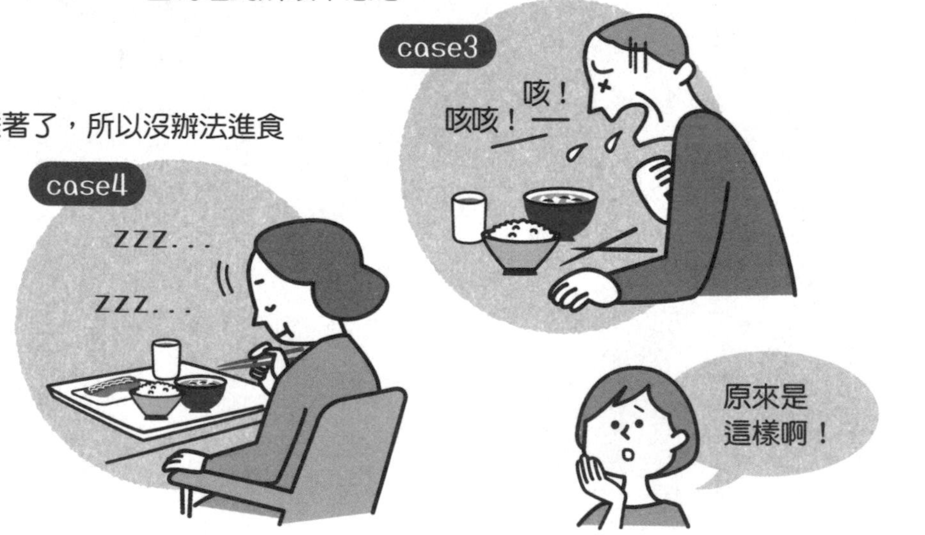
case3
咳！
咳咳！
case4
zzz...
zzz...
原來是
這樣啊！

飯。生活是否日夜顛倒？身體狀況不好的時候，有可能一直睡不飽，而且當我們年齡越來越大，晝夜節律（生物與生俱來的生理時鐘）也會產生變化，有些人會因此很早就醒來，然後到了下午就開始想睡覺。

讓自己沐浴在晨光之中，以及利用進食這件事讓身體知道時間，可調整生理時鐘。**大家盡可能在早上拉開窗簾，然後吃點東西**，以打開身體的早晨開關。

此外，如果為了改善失眠而吃藥，有可能反而會出現早上爬不起來的問題。如果發現患者到了中午都還沒辦法起床，可試著請教上門服務的醫師或是護士，這些症狀是否與藥物有關。

再者，如果在半夢半醒的狀態下吃飯，有可能無法正常咀嚼與吞嚥，而且還很危險，所以若是發現患者在打瞌睡，或是一副很想睡覺的樣子，就先不要讓患者吃飯，之後再試著讓患者吃飯。

【理由5】因為脫水而失去活力

飲食量變少之後，就會不知不覺地脫水，也會越來越沒有活力，然後進食量就變得更少。如果發現患者「一整天都在睡覺」「放空」或是「與平常的樣子不太一樣」，就要確認患者**是否攝取了足夠的水份，以及排尿量是否正常，去廁所的次數是否變少**。

也有食物進入口腔反而清醒，能夠順利吃飯的例子。在餵病人吃飯的時候，一開始可以先餵一、兩口，觀察病人的情況。如果發現病人因為這樣變得比較清醒再繼續餵。假設病人還是一副很想睡的樣子，就先不要餵（這時候要記得確認病人的口中還有沒有食物）。

各種不吃的理由與確認事項

①假牙不適合，口腔很痛

- [ ] 有沒有嘴破？
- [ ] 進食的時候，病人是否覺得嘴巴很痛，表情是否很痛苦？
- [ ] 病人的牙齒與顎部是否很痛？是否很小心地咀嚼？

②因為便祕而肚子脹脹的

- [ ] 早上有沒有上廁所？
- [ ] 運動量與外出次數是否減少？
- [ ] 最近都吃什麼？是否攝取了足夠的水份與膳食纖維？

③吃飯的時候，是不是常常噎到？

- [ ] 噎到的頻率？
- [ ] 吃哪些東西的時候會噎到？
- [ ] 吃東西的姿勢如何？

④很想睡，所以不想吃飯

- [ ] 晚上是否熟睡？
- [ ] 是不是常常白天的時候打瞌睡？
- [ ] 是不是因為吃藥想睡？

⑤脫水

- [ ] 病人是不是很常說口渴？
- [ ] 是不是常常放空？
- [ ] 體溫有沒有上升？
- [ ] 嘴唇是否乾裂？

2 「失智導致『進食』不順利」

- 刺激五感，讓病人對「進食」感興趣
- 視覺資訊過多也有可能導致進食不順利

失智也有可能導致病人「不吃東西」

失智的症狀大致分成兩種，一種是腦部功能失常，導致記憶力與判斷力出現障礙的「核心症狀」，另一種是出現幻覺或是徘徊現象的「周邊症狀」。

病人有可能因為這些症狀而無法辨識眼前的東西是食物，也有可能忘記餐具（筷子或是湯匙）的使用方法，也有可能無法認知過多的視覺資訊。

如果覺得病人「不吃東西」與失智有關，這時候可試著利用**①「味道與香氣刺激病人」**，或是**②「給予適當的視覺資訊」**。

①是讓病人的五感（視覺、香氣、味覺、口感、溫度與聲音）全面啟動，然後讓病人先吃一點醬菜或是梅乾（這時候一定要順便跟病人說：「這是醬菜，所以會酸酸的喲」或是「這是梅乾喲」），利用酸味與香氣讓病人知道眼前的東西「是食物」。

此外，如果是糊狀食物的話，病人有可能會因為看不出是什麼食物而不想吃。如果病人的吞嚥能力還可以，可試著利用②「給予適當的視覺資訊」刺激病人，也就是準備一些平常的食物（最好是病人喜歡吃的東西），看看能不能讓病人恢復食慾。

減少視覺資訊，專心吃飯

除了上述的方法之外，**也可以試著一次提供一盤菜**。如果眼前排了很多盤菜，視覺資訊太多的話，大腦有可能無法處理這些資訊。所以一次不要擺那麼多盤菜，病人的資訊處理能力才能跟得上。

此外，如果餐巾或是盤子的花紋太過華麗，有可能導致病人無法專心吃飯。以前在醫院的時候，曾經將白色的碗換成內側是黑色的碗，結果發現稀飯剩下的量不一樣。這有可能是因為黑色的碗與白色的粥形成強烈的對比，導致病人比較容易發現「碗裡還有一些粥」。由此可知，**視覺資訊會影響進食量**。

利用外觀調節

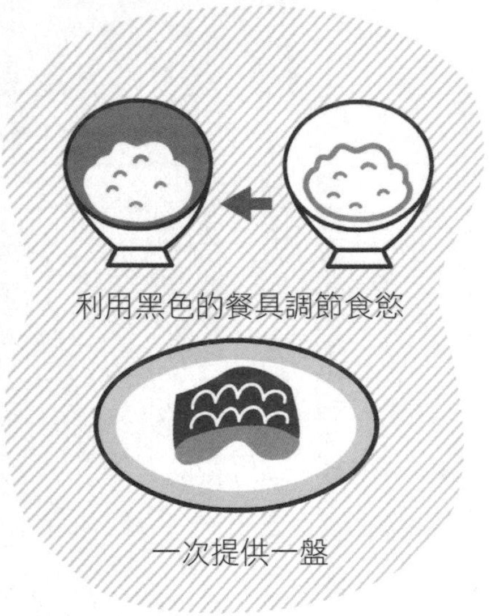

利用黑色的餐具調節食慾

一次提供一盤

利用味道與香氣激發食慾

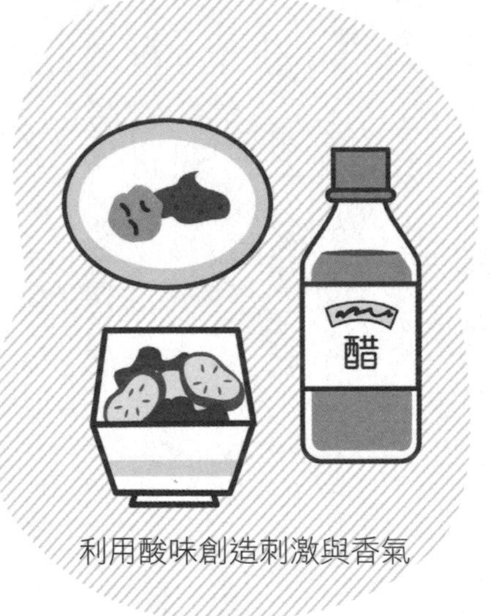

利用酸味創造刺激與香氣

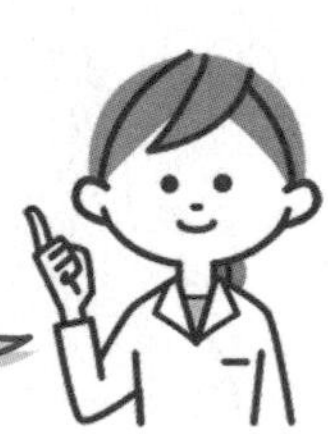

「吃飯」是數十年培養的習慣。一開始只餵幾口，或是讓病人拿著筷子、湯匙，再牽著病人的手吃飯，都能打開病人的「食慾」，讓病人張口吃飯。

COLUMN

失智症患者的飲食與照顧有很多困難

「就是不願意吃飯」「明明已經吃過，卻一直說『還沒吃』」「不會使用湯匙，只會用手抓飯吃」……家裡若有失智症患者，就有可能遇到上述這些困難。我在醫院的時候，曾經去不願意吃飯的患者的病房探望，有些病人會笑臉盈盈地歡迎我，有些病人卻瞪著我說「你是要來搶我的食物嗎？」然後作勢要打我。

即使是照顧失智患者的專業人員，也覺得會生氣打人的病人、沒有反應的病人或是討厭口腔清潔的病人很棘手，但我都會不斷地思考「當這些病人還健康的時候，他們原本是什麼樣的人？」他們之所以會變得那麼容易生氣，或是沒辦法關心身邊的人事物，都是因為失智症，現在的他們應該不是原本的他們。

我們通常只會在看診的時候接觸患者，平日負責照顧患者的家屬應該很難調整心情，但只要知道病人一舉一動背後的原因，應該就有辦法應對。就算大家覺得「這些事情問了也沒用」，還是希望大家向專家諮詢這些事情。

3 「將食物放到嘴邊，也不願開口吃飯」

- 老是找「肚子不餓」「嘴巴裡面很痛」這類理由當藉口
- 有時候只要稍微嘗到食物的味道「就會有胃口」

這也是「照顧飲食」的人最常諮詢的煩惱之一。對於食物的認知往往是主要原因。

不張開口的原因到底是什麼？

比起急著吃飯，更急著去廁所？認不出眼前的東西是「食物」？還是嘴巴、嘴唇很痛，所以張不開嘴？建議大家先確認這些事情。

①是否無法想張開嘴巴就張開嘴巴？

②不知道「張開嘴巴」的意思，所以不張開嘴巴？

③想張開嘴巴卻張不開？

如果是①的情況，可以問問受照顧者「是不是肚子還不餓？」說不定當事人會跟你說「沒有食慾」或是「比起吃飯，有更想做的事」。如果覺得受照顧者「現在不想吃東西」，**不妨隔一段時間再挑戰看看**。

如果是認知出了問題，受照顧者有可能會像②那樣，聽不懂照顧者的意思，無法配合照顧者的要求。這時候可以稍微扳開受照顧者的嘴巴，然後將一點點食物放在他的舌頭上面，有時候就能打開對方的胃口。

這時候要注意的是，盡可能**不要餵湯湯水水的食物**。因為水份一多，就有可能會噎到。

如果無法從受照顧者問到答案，不知道他為什麼不想吃飯的話，這種打開胃口的戰術其實還蠻有效的。如果連這樣都「拒吃」的話，**不妨直接放棄這次的餵食**。

最後的③則是顎部鬆脫，沒辦法自行動嘴吃飯的情況。如果是定期到醫院就診的患者，可請醫師幫忙治療，如果是無法到醫院就診的患者，則可請醫師或牙醫師上門治療。

維持飲食的樂趣也很重要

有時候我們會將食物打成泥，方便無法正常飲食的患者進食，但這麼一來，患者有可能變得很不想吃飯，所以就算是想要顧及患者的心情，也要盡可能避免對患者說「這種打成一團泥的食物看起來很難吃對吧」或是「只能吃這種東西，很無奈對吧」這類負面的言論，因為對食物的想法也很重要。「今天特別煮成方便入口的樣子，幫我試一下味道」「這湯看起來很美味耶」，盡可能像這樣**鼓勵患者進食**。

患者不願開口吃飯時的話術

- 肚子還不餓嗎？
- 現在是○○的季節喲，要不要吃一口看看？
- 幫我試一下味道，看看今天的稀飯是不是煮得特別好吃
- 聞起來好香，連我都越聞越餓了！
- 我花了很多時間調味，你幫我嘗嘗看，讓我知道你的想法吧

當我替「最近越吃越少」的患者診療之後，偶爾會遇到「原來對方的顎部鬆脫了」的患者。尤其是臥病在床的患者，或是因為失智而無法順利表達想法的高齡患者，常常都不知道自己的下巴鬆脫了。如果身邊的家屬也沒有發現的話，有可能最後會沒辦法讓下巴復位。

4 從「放進口中到吞進肚子花很多時間」

- 刺激舌頭，打開吞嚥的開關
- 暫停進食時，一定要清空口腔

含在嘴巴裡面，遲遲不吞下去

長期餵食病人的話，常常會遇到「病人是願意張口吃飯，但怎麼樣也不吞下去」「硬把食物塞進他的嘴裡，但病人就是不願意吞下去，所以沒辦法餵第二口」。

這時候可先將**空的湯匙用力壓一壓舌頭**，讓患者感覺「嘴巴裡面有東西」，也就是「假裝」用湯匙從碗裡挖一口食物（但其實什麼都沒挖到），讓患者有「吃到一口食物的感覺」，接著再挖一口食物（這次就真的要挖食物），然後拿到患者眼前，讓患者看一看，有時候患者就會把食物吞下去。

此外，放進嘴巴的食物太少的話，有時候患者會不知道「嘴巴裡面有食物」，所以照顧者可觀察患者的情況，偶爾多放一點食物，有時候患者反而會因此把食物吞進肚子。

利用刺激打開「胃口」

其他還有一些**打開「胃口」的方法**。

・餵梅乾、醬菜這類味道比較刺激的食物

・換成顆粒比較明顯的食物，或是需要咀嚼的食物。

・換成冰淇淋這類冰冰涼涼的食物

患者不願開口吃飯時的話術

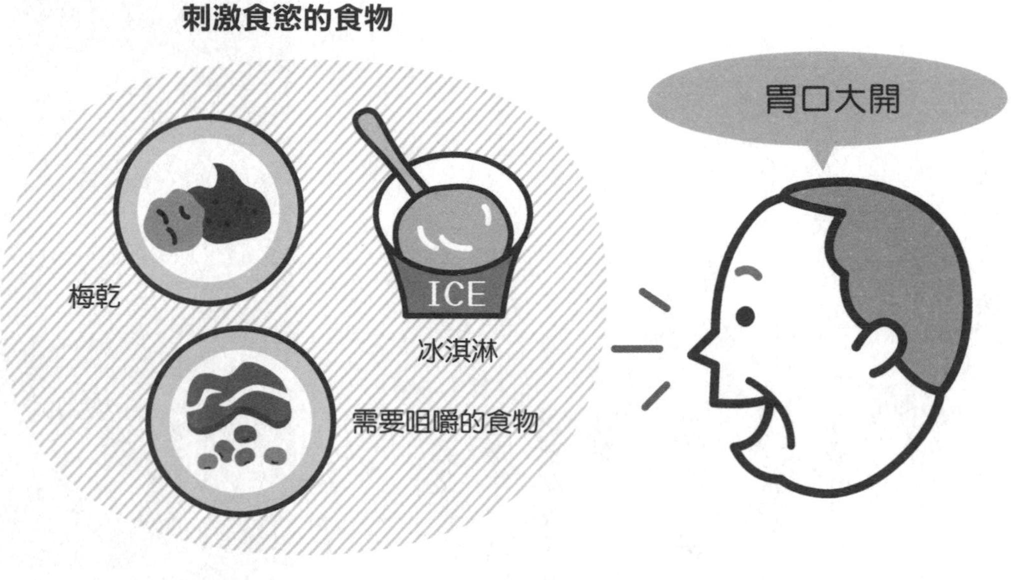

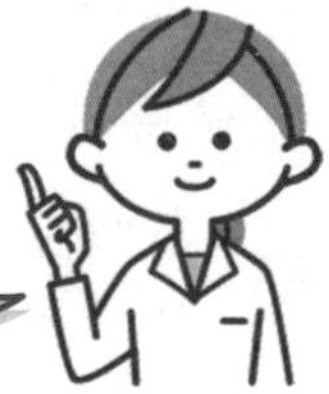

看到下一口飯菜之後，往往會把口中的食物吞進肚子，然後想再吃一口。如果發現患者遲遲不把食物吞進肚子時，務必試試看這招。

・增加一口的份量

如果上述這些方法也沒辦法讓患者把食物吞進肚子，可先將患者嘴裡的食物全部挖出來，清空患者的口腔，過一會兒再餵。如果患者看起來真的不餓，就跳過這次，等到吃點心的時候或是下一餐的時候再餵。

此外，若要暫停餵食，而且要離開現場的話，**務必確定患者的嘴巴沒有任何東西**，否則有可能會害患者窒息或是誤嚥。

5 「吃飯常常噎到」

- 確認常常噎到的原因
- 要等到噎到的東西吞下去，不要硬是灌水

如果吃飯常常噎到，有可能是「身體的動作」與「食物的性質」不太配合。

之前在第一章也提過，就算只是吃一口東西，也會牽扯到一連串的動作，只要其中有一個動作出問題，就會沒辦法把食物吞進肚子。

如果患者常常噎到，請先確認下列三點。

①是不是因為水（水份較多的食物）嗆到？

②吃什麼東西的時候特別容易噎到？

③吃到後半段的時候，比較容易噎到？

①因為水而嗆到的情況

這有可能是**身體的反應跟不上水流的速度**。

患者都以什麼姿勢喝水？如果是躺在床上或是下巴抬高的姿勢喝水，因嘴巴到肺部的通道會呈現一直線，就會很容易嗆到（參考68～69頁）。

還是說，患者很口渴，一直咕嚕咕嚕地大口喝水？或是說利用餵藥壺喝水，結果一口氣吸了太多水？如果水像瀑布倒灌的話，有時候會來不及吞進肚子，導致整個喉嚨都是水。

如果**患者能順利地用餵藥壺「喝水」那倒無所謂，但是當照顧者利用餵藥壺餵患者喝水，就無從得知患者喝了多少水，以及喝水的速度，所以餵藥壺是很容易害患者嗆到的東西**。

喝水嗆到的原因與對策

·躺著喝 ·下巴抬高著喝	這是很容易嗆到或誤嚥的危險姿勢	·讓患者坐在椅子上，低著頭喝水 ·將床搖到三十度以上的角度，讓患者收著下巴喝水
·一口氣喝太多，喝到嗆到	來不及將這麼多水吞進肚子	·讓患者一口一口慢慢喝
·喝第一口就嗆到 ·一口一口喝也嗆到	如果喝一點點水也嗆到，代表患者不知道什麼時候該把水吞進肚子	·可以勾點芡再餵患者喝水

如果能依照吞嚥能力來控制水流的速度，就比較不會嗆到了。

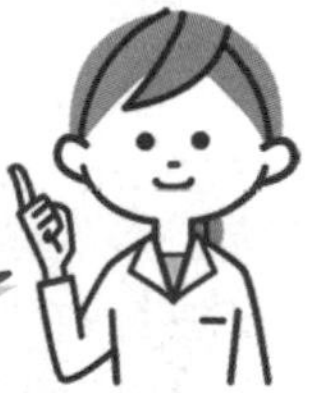

如果患者常因喝水或是吃湯湯水的食物而嗆到，請先**注意他吃東西的姿勢**。比方說，讓患者坐在椅子上面喝，或是把床搖到三十度的高度再喝。這時候記得要讓患者的下巴微微後縮，或是利用湯匙一匙一匙餵食。如果是嘴巴還能吸東西的患者，可改用吸管喝水，這麼一來患者就能控制水的流量。

假設這樣還是會嗆到的話，可試著在水裡勾一層薄薄的芡。

②不管吃什麼都會嗆到或噎到的情況

重新檢視飲食型態吧。以切成小丁的食物、五分粥、茶泡飯、高野豆腐、炒蛋、西瓜為例，這些食物在咀嚼時，**水份會與固體分離或是變得碎碎的，都很容易嗆到或是噎到**。麵類

哪些是容易誤嚥與噎到的食品？

性質	具代表性的食品
一塊塊的食物 粉狀食物	仙貝、烤得酥碎的麵包、餅乾
水份	水、茶、咖啡
纖維狀的食物	牛蒡、豆芽菜、小松菜、竹筍
鬆軟的食物 海綿狀的食物	蜂蜜蛋糕、吐司、烤地瓜
有彈性的漿類食物	魚板、竹輪
帶有酸味的食物	橘子汁、梅乾、細絲昆布
水份＋固體 粉類＋固體	三分～五分粥、拉麵、高野豆腐
容易黏在顎部或黏膜的食物	海苔、海帶芽、威化餅、小黃瓜（薄片）

豆芽菜、竹筍這類不容易咬斷的食物以及蜂蜜蛋糕、烤地瓜這類會被唾液黏成一塊的食物，都很容易出現誤嚥或是嗆到的問題，尤其要注意噎到窒息的問題。

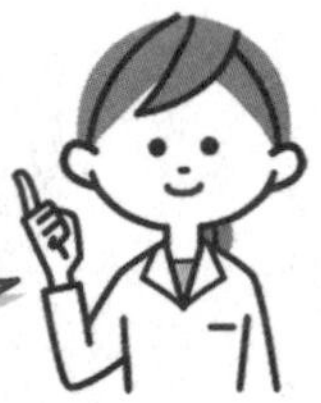

或是稀飯這類邊吸邊吃的食物，水份也會在吸的時候，一口氣噴到喉嚨裡面，而且又酸又辣的食物也很刺激，所以很容易嗆到或是噎到。

所以在吃這些食物的時候，可以比照喝水的方式，先確認進食之際的姿勢，調整為不容易嗆到與噎到的姿勢再吃。此外，也要確認食物的型態。如果要餵上述這類容易噎到的食物，就盡可能提供能結成一團或是相對濕潤的食物。

③吃到後半段的時候，比較容易噎到？

如果一開始都很順利，但吃到一半就開始嗆到，則有可能是因為**喉嚨裡面還有些東西沒吞下去**。

吃飯通常都花幾分鐘呢？一般來說，從開始吃飯之後，超過30分鐘就

吃到一半噎到的原因與對策

- 吃飯吃超過一小時
- 體力不足，容易疲勞，呼吸不順

→ 吃超過 30 分鐘就會覺得很飽與疲勞，而且會越吃越累

→
- 視身體狀況，縮短進食的時間
- 改成少量多餐的方式

- 身體狀況不錯，看起來也不累，卻還是噎到
- 喉嚨的聲音很沙啞（感覺像是有痰卡著）

→ 吞嚥的力道變弱，沒辦法把食物推到食道

→
- 請患者分成幾次吞嚥
- 在進食的時候，穿插一些凍狀食物

有些人會在患者嗆到時，急著讓患者「喝茶或是喝水」，但其實應該先等狀況解除再說。如果狀況解除之後，患者想要喝水的話，請一口一口餵，或是利用湯匙慢慢餵。硬是用茶水將卡在喉嚨的食物沖下去，有時候反而會讓患者受傷。

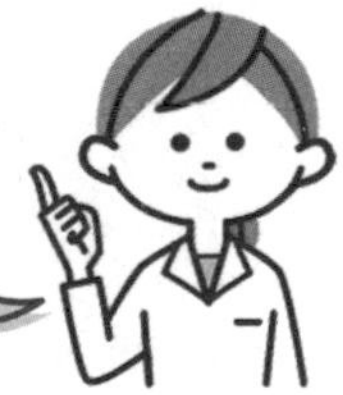

會覺得飽，也會覺得累。所以就算是看起來不累，但常常吃到一半就開始嗆到或噎到的人，可在吃飯的時候，穿插餵一些凍狀的食物（交互吞嚥），讓食物不會卡在喉嚨裡面，或是把食物分成幾口吃（分次吞嚥），將卡在喉嚨的食物推進食道。

吞嚥力道不足時的進食祕訣

分次吞嚥

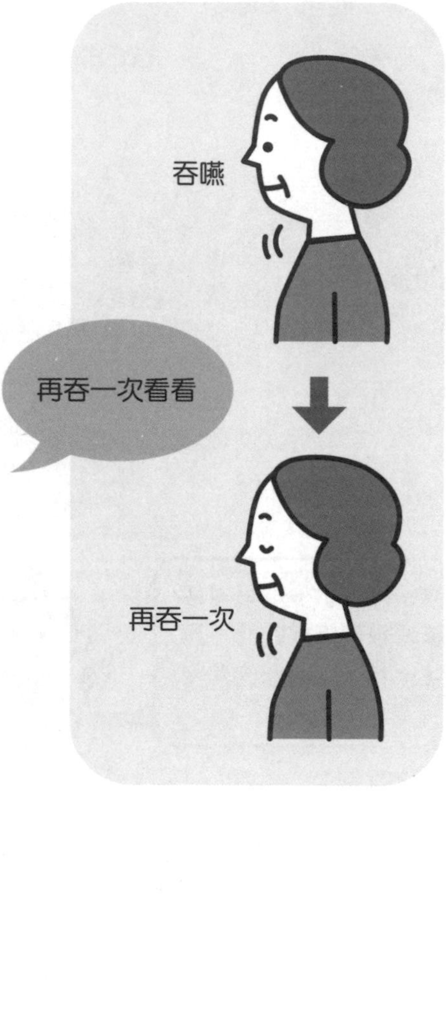
吞嚥
再吞一次看看
再吞一次

交互吞嚥

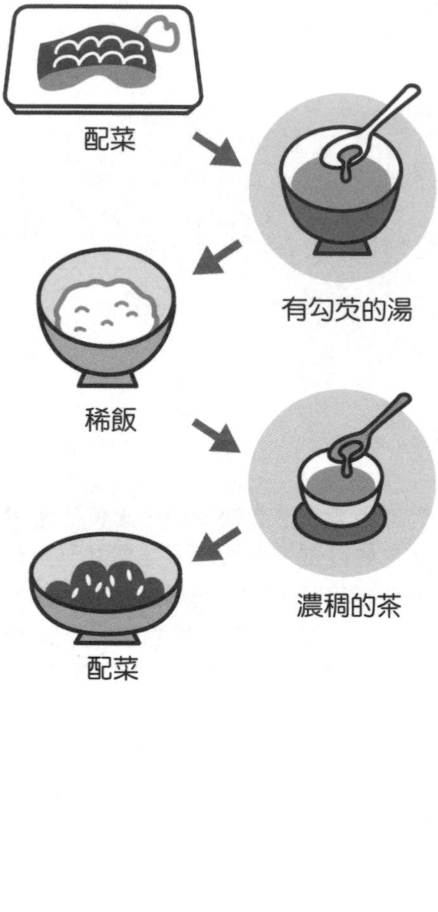
配菜
有勾芡的湯
稀飯
濃稠的茶
配菜

如果在吃飯的時候，聽到喉嚨裡面發出咕嚕咕嚕的聲音，或是卡痰的聲音，可試著交互吞嚥或分次吞嚥，如果說話的聲音變得清澈就沒問題了。

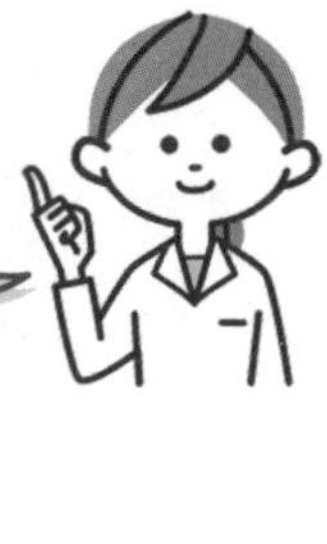

6 「邊吃邊掉的問題該怎麼解決呢？」

●重點在於「口腔附近的力量」「姿勢」「手腕的動作」
●沒辦法吃到足夠的量時，要特別注意

說是「邊吃邊掉」，**食物在不同的時間點掉出來**，都有不同原因與對策。到底是已經放到嘴巴裡面才掉出來？還是從盤子送到嘴邊的時候就掉出來？必須先確定這一點。

口腔附近的肌肉衰退

口腔附近的肌肉（口輪匝肌）衰退的話，就沒辦法把食物含在嘴巴裡。讓口腔附近的肌肉衰退的原因有很多，比方說，一直都沒使用這些肌肉，或是因為腦血管疾病的後遺症造成這附近的肌肉變得不太靈活，都是理由之一，但如果能夠訓練口腔附近的肌肉（參照112～114頁），就能夠改善。

上半身會不會太過前傾？

進食的姿勢也是重點。**如果身體沒有撐住頭部，導致身體過於前傾的話**，嘴巴裡面的食物就很容易掉出來。坐在輪椅的時候，會不會出現頭往後仰，脖子整個打直，或是上半身往前傾，看不見臉的姿勢？如果是越坐越垮，導致邊吃邊掉的話，可以先確認患者「**到底能坐好幾分鐘**」。如果有物理治療師幫忙復健的話，可請教物理治療師「能坐好30分鐘的姿勢」或是「適合患者用餐的姿勢」，再進一步請物理治療師幫忙調整至正確坐姿。

食物都在什麼時候掉的？

從盤子送到嘴邊的時候

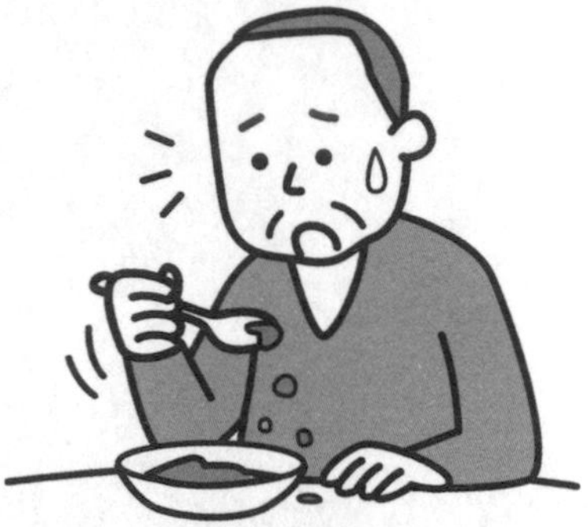

咀嚼的時候

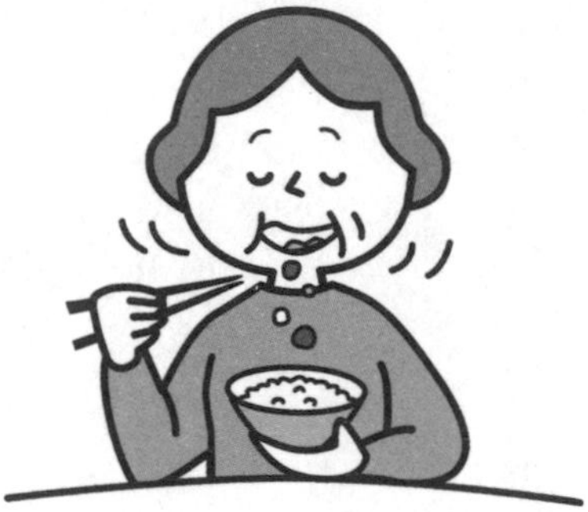

含在嘴巴裡面的時候

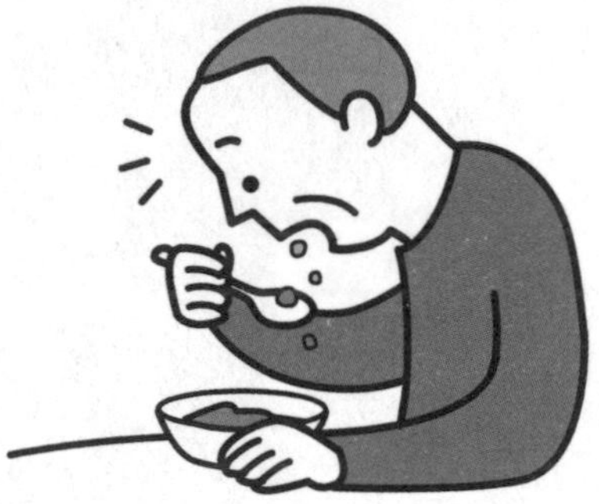

將食物從盤子送到嘴裡之前就掉了

「進食」也包含將食物送到嘴邊的動作。大部分的人在聽到進食障礙的時候，都會將重點放在口腔附近的肌肉或是吞嚥的力道，但是當**手臂不夠靈活，就沒辦法穩穩地將食物從餐盤運到嘴邊**，食物也很容易掉在地上。這時候可利用坐墊撐住身體，讓動作變得靈活一點，或是換成手指不太靈活也能使用的餐具。

造成邊吃邊掉的原因有時只有一個，有時很多個，而且呼吸不順，或是全身肌耐力下滑，以及在復健結束以及洗完澡的時候，都很有可能累得沒辦法長時間坐著，所以建議大家**觀察患者的身體狀況以**

邊吃邊掉的原因與對策

含在嘴巴的食物掉出來	口腔附近與喉嚨的肌肉變弱	・試著訓練口腔附近的肌肉 ・提醒患者嘴巴閉起來再咀嚼
以上半身前傾的姿勢進食	上半身一前傾，嘴巴裡面的食物就很容易掉出來	・避免讓身體前傾 ・如果無法維持正確的姿勢，可請教物理治療師
將食物從盤子送到嘴邊時，食物掉在地上	手臂、手指、嘴唇有可能因為年老或是疾病而變得不太靈活	・在手肘下面墊個坐墊，讓手臂能更輕鬆地活動 ・換成更方便使用的餐具

及吃飯的時間點，找出邊吃邊掉的原因，再試著擬定對策。

如果患者很常邊吃邊掉食物，那麼就算盤子表面上清空了，但很有可能患者沒吃到多少，這也是需要特別觀察的部分。

7 「好像越吃越累」

- 如果呼吸不穩定，進食也會成為一大負擔
- 想辦法縮短單次進食時間

一吃飯就很累？

跟「吃東西」息息相關的動作就是「呼吸」。比方說，在全速衝刺完一百公尺之後，突然有人要你「立刻吃掉眼前這顆飯糰」，恐怕會喘得吃不了半口對吧，換言之，**在呼吸急促的情況下，是很難「吃東西」的**。

當我們將食物吞進肚子的時候，那個瞬間我們的呼吸是靜止的。一般來說，呼吸會停止0.8秒左右，但吃飯的時候，通常要吞100~200次食物，所以0.8秒×200次的話，相當於有160秒是停止呼吸的。

在身體還健康的時候，這160秒根本不算什麼，但是當我們的心肺功能下滑，或是營養不良、病懨懨的時候，這停止呼吸的160秒就會是一大負擔，因此有時候會邊吃邊喘，或是越吃越累。此時的最佳對策就是**盡可能縮短用餐時間**。

縮短用餐時間的方法

如果想盡可能減少照顧者的負擔，建議將一天三餐改成四餐或五餐，也就是增加點心時間以及用餐次數，同時減少單次的餐點量，讓患者能在短時間之內吃完飯。

不過，用餐之前有一些事前準備，患者也通常需要餵食，所以增加用餐次數會造成人力不足的問題，而且有時候患者醒著的時間很短，根本

「進食 與「呼吸」可說是一線之隔的關係

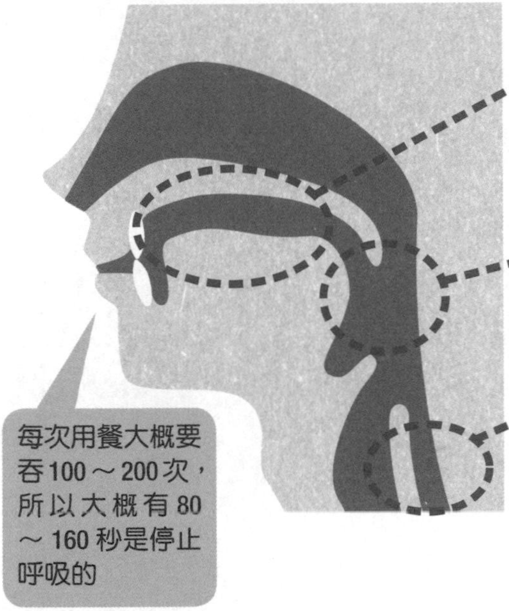

吃東西	呼吸
口腔準備期（咀嚼期）、口腔期	
大口大口咀嚼	嘶～（吸氣） 呼～（吐氣）
咽喉期	
吞嚥	（停止呼吸）
食道期	
將食物送到胃部	呼～（吐氣） 嘶～（吸氣）

吞嚥與呼吸是需要彼此協調的動作，所以對於喘不過氣的人來說，「進食」是件非常辛苦的事情，而且在吞嚥之後用力「嘶～」地吸氣，也會導致誤嚥的風險升高。

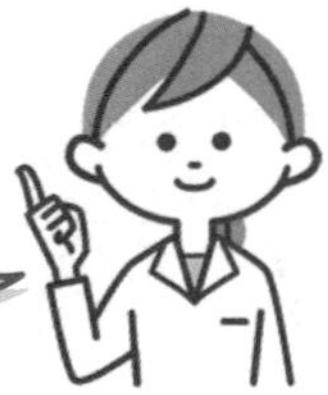

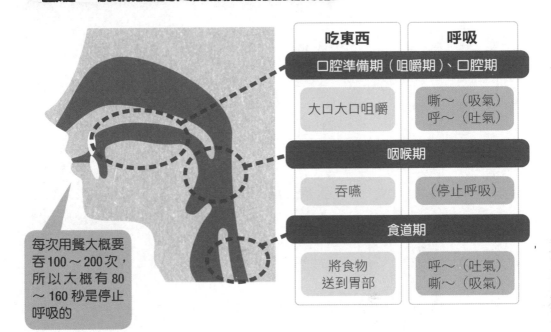

沒辦法一天吃那麼多餐。這時候可以選擇一些營養輔助食品或是冰淇淋這種**少量，但充滿營養的食物，藉此減少餐點的份量以及縮短用餐時間**。

一旦開始照顧患者，就會不自覺地將注意力放在「患者到底吃飯了沒」這件事，會擔心「患者沒吃完眼前的食物，會沒辦法攝取足夠的營養」，不過還是建議大家仔細觀察患者用餐時的變化。一旦越吃越累，就有可能坐不住，誤嚥與窒息的風險也會跟著升高。**比起吃完所有食物，有時候安全地用餐還是比較重要**。

8 「吃東西的速度很快，但這樣沒問題嗎？」

- 吃得快可說是百害無一利
- 想辦法控制用餐的速度

有不少老年人在年輕的時候，吃飯吃得很快，所以很難改掉這個持續了幾十年的飲食習慣。此外，有些老人家本來沒有吃得很快的習慣，是因為失智症或是其他疾病的影響才開始吃得很快。

吃得太急不只可能會造成誤嚥，更是**窒息的原因**。如果患者習慣將盤子湊到嘴巴旁邊，將食物快速扒進嘴裡的話，就要特別注意上述的問題。

避免患者吃太快的對策有下列三種：

①盡可能延長吃飯的時間
②減少眼前的食物份量
③在一旁協助

①盡可能延長吃飯的時間

可以多準備一些需要咀嚼的食物，或是讓患者改用筷子，而不是湯匙，讓患者沒辦法吃得太急。不過，有些人就是改不掉吃飯吃得很快的習慣，這些人常常還沒把食物嚼爛就急著吞進肚子，或是覺得用筷子很麻煩，直接將盤子湊到嘴邊，這時候請務必觀察他們用餐的樣子，以及試著延長吃飯時間。

②減少眼前的食物份量

如果患者習慣將盤子裡的所有食物都塞進嘴巴，**不妨將這些食物用小碟子分裝，等到患者吃完一碟，再上下一道菜**，這樣就能控制患者用餐的速度。

避免吃飯吃太快的方法

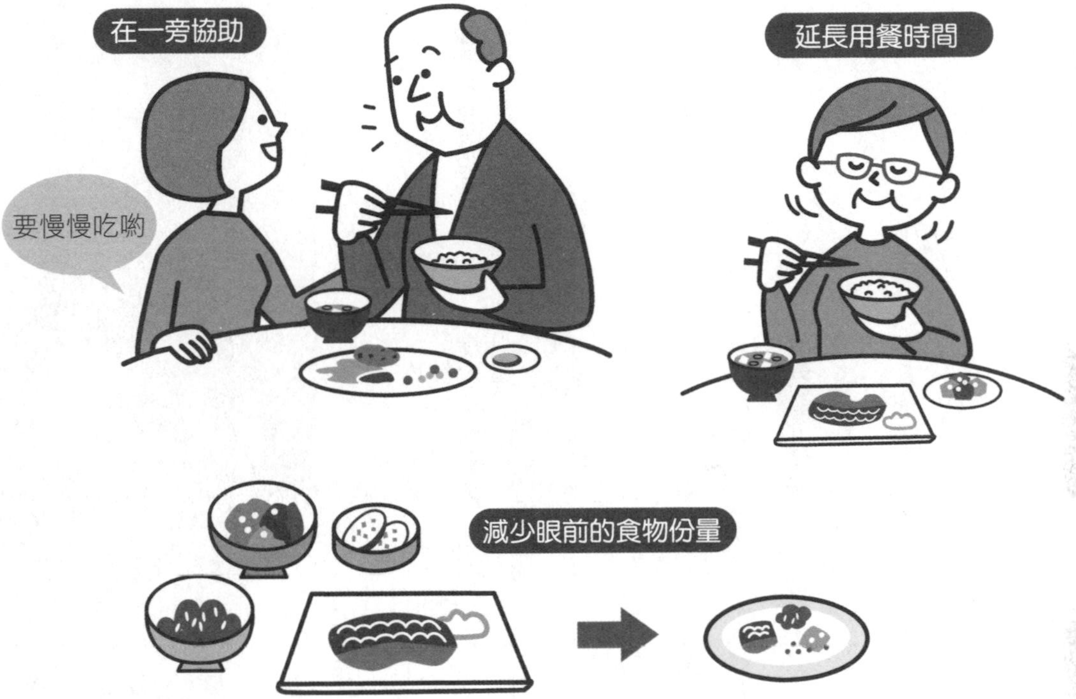
在一旁協助
要慢慢吃喲
延長用餐時間
減少眼前的食物份量

③在一旁協助

「餵食」也是控制患者用餐速度的方法，但是患者若能自己吃飯，便不需要從頭到尾餵患者吃飯，所以一開始可先提醒患者「慢慢吃」，如果患者還是吃得很快，**再於吃到一半的時候開始餵他吃，藉此控制患者的用餐速度**。

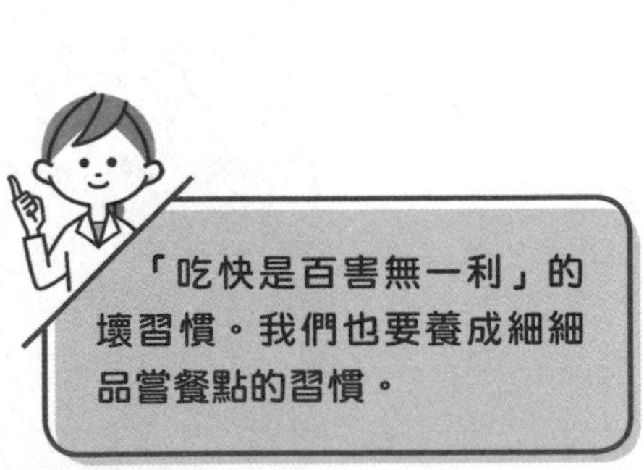
「吃快是百害無一利」的壞習慣。我們也要養成細細品嘗餐點的習慣。

9 「被宣告有吞嚥障礙，所以食物都會勾芡」

● 對吞不下食物的人來說，「水」很危險
● 不愛勾芡的人可試著一口一口慢慢喝

「如果沒辦法把食物吞進肚子，就用茶水灌進肚子吧！」雖然這是很常見的情景，但其實**「水」可說是最為危險的食物**。水的流速非常快，也很容易濺開，所以吞嚥能力變差的人，有可能來不及把水吞進肚子，因而發生誤嚥這類問題。

讓水變得黏稠的好處

話說回來，也不是什麼都該勾芡。請大家想像一下，假設眼前有濃稠的玉米濃湯以及水。

A先生的吞嚥能力雖然還可以，但是不太能利用舌頭將食物送到喉嚨深處，此時清澈的水應該會比濃得化不開的玉米濃湯來得更方便飲用。

反觀B先生的舌頭還算靈活，但是喉嚨的吞嚥反射卻很難啟動，這時候能慢慢流到喉嚨的凹陷處，等到吞嚥反射啟動再吞下去的玉米濃湯應該比較方便飲用。

換言之，要看患者**哪個部位比較不靈活，再決定是否要勾芡**。

如果是喝水會嗆到的人，淡淡的勾芡應該比較不會嗆到。一開始可先勾薄芡，再試著找出適合患者的勾芡濃度。如果要使用市售的增黏劑，可根據說明書的說明，從最淡的濃度開始嘗試。

如果患者討厭勾芡該怎麼辦？

話說回來，許多患者都會說「想

增黏劑的示意圖

濃稠度	+	++	+++	++++
濃稠感	法式 沙拉醬 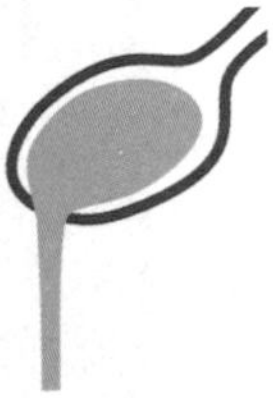	豬排醬 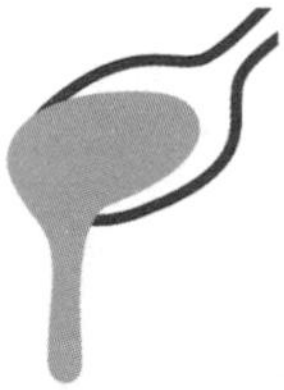	蕃茄醬 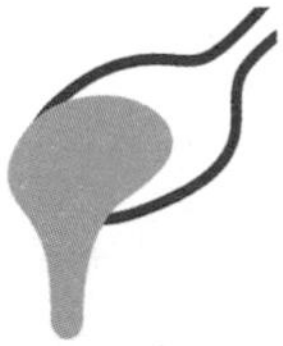	美乃滋 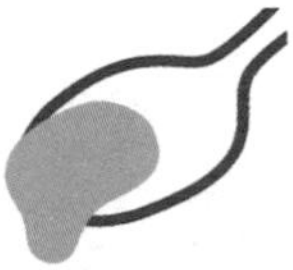
用量標準 每 100 毫升的水或是茶	1g	1g		1g

難以吞嚥的原因是喉嚨還是舌頭，或者是整體性的問題，可請專家幫忙確認。

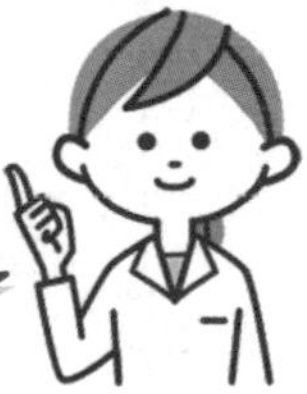

要喝水！」「不喜歡勾芡」，我知道，在口渴的時候「咕嚕咕嚕」喝水很暢快。

如果患者真的很討厭勾芡，可試著用湯匙或是吸管，讓患者一口一口慢慢喝，避免患者嗆到，或是多試一些其他的方法，直到患者滿足為止。如果連沒有勾芡的水都會嗆到的話，就還是得稍微勾芡，或是試著讓患者喝一些味道清爽，又稍微濃稠的飲料。

10 「吃得太少，讓人很擔心」

- 運動量減少，食量也會變小
- 定期測量體重，發現體重大幅下降時，就與醫師商量

觀察三天的用餐量

患者若是比健康的時候吃得少，的確會讓人擔心對吧。不過，活動量減少，肚子也比較不會餓。

「明明用心準備餐點，卻只吃幾口」「吃這麼少，該怎麼辦啊……」有時候照顧者的確會有這些不安，但其實不要只將注意力放在「當天」或是「某一餐」，而是要**觀察三天的總進食量，再判斷情況**。不管是豐富的餐點還是甜點，只要一直都有進食就沒問題。

定期測量體重

可行的話，**可讓患者每週測量體重一次，如果發現體重掉了三公斤，就重新安排飲食內容**，也可以追加一些營養輔助食品或是點心。

我看過越吃越少，體重越來越輕的例子，也看過以為接下來會有一段時間不吃東西，卻胃口大開，吃個不停的人，同時也看過每天只有睡覺跟起床，每兩天吃一次飯的人。一旦年紀變大，整天躺在床上，活動量減少的話，整個人就會進入節能模式，一天沒辦法吃到三餐，這種例子其實非常常見，而這也是當事人的生活節奏。

如果連續好幾天都吃得非常少，可試著與來看診的醫生或是護理師商量。

食量的評估標準

	第一天	第二天	第三天
	食慾如果很旺盛的話，也可以吃零食	一直睡覺，一直錯過用餐的時間點	白天的時候，肚子不餓，可以只吃咖啡與水果
第 1 餐	稀飯、味噌湯	麵線	稀飯、煎蛋
第 2 餐	烤地瓜	運動飲料	罐裝咖啡、水果
第 3 餐	稀飯、燉菜		稀飯、味噌湯、煎魚
第 4 餐	飯糰、水果		

大概抓個三天，吃夠這些的話就沒有問題

實例

曾有位人生走到盡頭的患者因為「想在家裡度過人生最後一刻」而出院。根據家屬的說法，這位患者幾乎都不進食，「雖然能吃一點冰淇淋，但正餐吃這麼少，實在讓人很擔心」。

有些人很排斥「早餐吃冰淇淋」，但是在什麼食物都不想吃的情況下，只要是患者願意吃的食物，什麼都可以餵患者吃。當我跟患者的家屬說「早餐吃冰淇淋也沒問題喲」，家屬才露出放鬆的表情。

當患者走到人生的盡頭，就不要再煩惱「營養不良」的問題，只要患者能吃想吃的東西就好，因為這樣患者本身與家屬才都會覺得幸福。

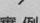

11 「每餐都得吃2個小時左右，這樣沒問題嗎？」

- 最好將用餐時間控制在30分鐘之內，再長也不要超過一個小時
- 要特別注意會隨著時間改變型態的食物

雖然「等待」也是很重要的事……

每個人吃飯的速度都不一樣。在餵患者吃飯的時候，「等待」也是很重要的技術之一，不過，照顧者也有很多待辦事項要做，所以也不能一直「等待」下去。

患者吃飯吃很久的理由有很多，比方說，咀嚼與吞嚥的動作比較緩慢，或是沒辦法專心「吃飯」。細嚼慢嚥固然是好事，**但吃太慢有可能在還沒攝取足夠的食物就已經覺得肚子很飽了**，而且前面也提過，患者有可能越吃越累。吃太快是不好，但吃太慢也不太好啊。

改變食物形態等情況也要多加注意

吃飯吃太久，也會遇到其他令人困擾的變化。以全粥這種米粒包覆著重湯（厚重的澱粉液）的粥為例，重湯的部分會在經過一段時間之後，被湯匙表面的唾液（澱粉酶）分解，變成湯湯水水的茶泡飯。用太白粉勾芡的料理也會出現相同的現象。

本來是因為患者吃湯湯水水的料理容易嗆到才勾芡，結果卻無法達成目的。為了讓患者能在稀飯還濃稠的情況下吃完飯，**用餐時間最好控制在30分鐘左右，再長也不要超過一小時，用於餵食的湯匙也不要一直放在稀飯裡面**。

為什麼「稀飯會變得水水的？」

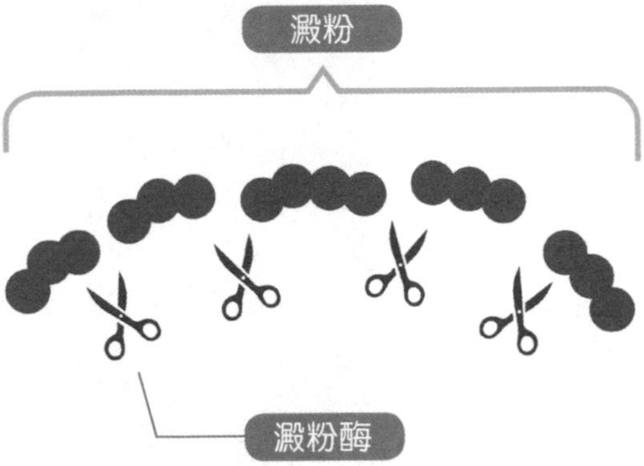

澱粉會在經過一段時間之後，被澱粉酶分解，所以原本很濃稠的稀飯會變得很稀

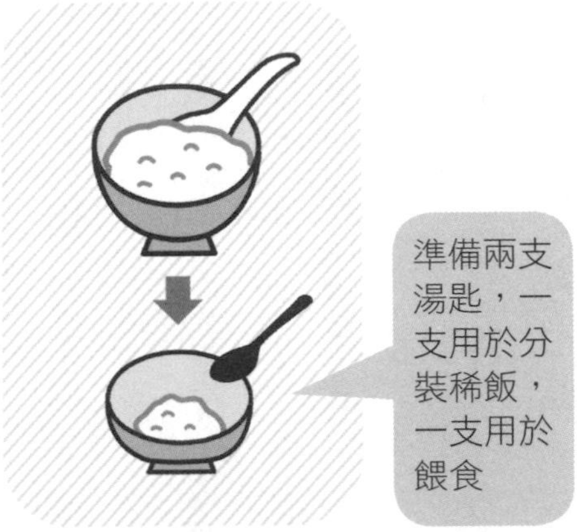
準備兩支湯匙，一支用於分裝稀飯，一支用於餵食

利用小碗分裝稀飯，以及不要把沾了唾液的湯匙放在稀飯裡面，稀飯就比較不會變稀

如果在餵食的時候，稀飯因為湯匙表面的唾液而變成類似茶泡飯的狀態，可將表面的粥油撈到其他的容器，只吃看起來還是粥的部分。這種情況其實還蠻常見的。

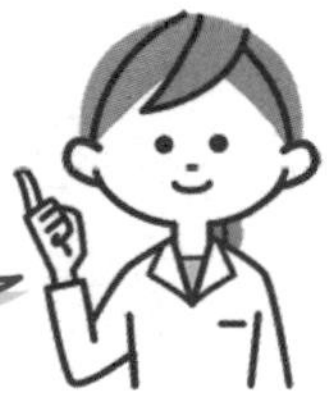

此外，用小碗分裝稀飯，一次裝一點再餵，就能避免稀飯變得太稀。

一整天都為了「吃飯」這件事煩惱，實在很辛苦。如果患者沒辦法吃太多，就先暫停餵食吧。調整生活的節奏也有益健康。

12「只要注意麻糬類的食物就不用擔心窒息的問題嗎？」

- 高齡者不會只因為麻糬類的食物窒息
- 要知道噎到的時候該怎麼應對

會讓患者窒息的不只是麻糬

除了麻糬之外，什麼東西都有可能會讓患者窒息！最常聽到的就是藥錠或膠囊的PTP包裝。在網路搜尋「PTP包裝」，最先跳出來的關鍵字就是「誤吞」，由此可知，除了食物之外，還有不少**其他的東西也會讓患者噎到**。

東京消防廳的報告（平成27年～令和元年）指出，造成高齡者「窒息、誤吞」的原因第一名為包裝、袋子（例如藥包），第二名為麻糬，第三名是肉類，接著是稀飯、白飯，但麻糬之後的送醫次數幾乎相同。換言之，一月的時候比較常吃麻糬，因此送醫的人也比較多，所以大部分的人都將注意力放在麻糬，但其實還有很多東西要注意。

有資料指出，在因為窒息或是誤吞而送急診的高齡者之中，有接近三成的人出現危及生命的症狀（重症、危急、死亡），如果患者吃飯吃太快、或是習慣一口氣將一堆食物塞進嘴巴，就要特別注意。

窒息之際的緊急處置

如果發現患者出現窒息、無法呼吸的徵兆（choke sign），或是發現患者全身癱軟，一副「怪怪的」樣子，記得把周遭的人叫來。假設叫他還有反應，或是還能咳嗽的話，就盡可能讓他咳嗽。

如果患者已經無法咳嗽，就使用拍打背部法，讓患者的頭部降低，再讓他的下巴抬起，然後用力拍打背部，讓他把噎到的東西吐出來。假設患者全身癱軟，毫無反應，就要趕快叫救護車。**窒息是「緊急事件」，所以需要緊急處置**。

為了因應這類緊急情況，建議大家參加一些急救處置的講座。當下的急救往往可以救人一命。

高齡者的「窒息、誤吞」各種狀況的送醫人數

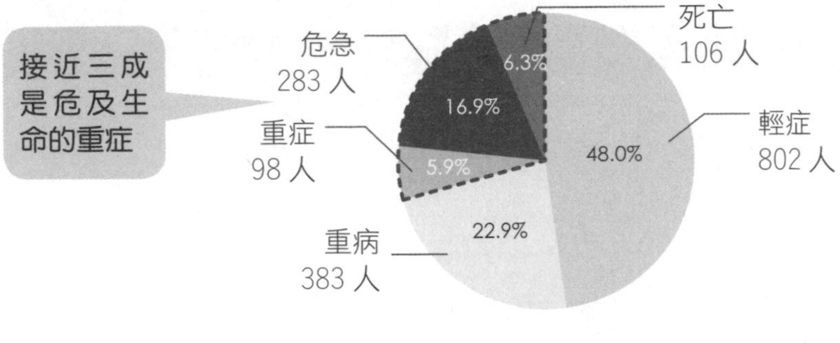

出處：東京消防廳官網

造成高齡者「窒息、誤吞」的前十名產品

① 包裝 袋子（103 人）	⑤ 藥錠類（75 人）
② 麻糬（78 人）	⑦ 清潔劑（68 人）
③ 肉類（77 人）	⑧ 蔬菜、水果（66 人）
④ 稀飯類（76 人）	⑨ 假牙（63 人）
⑤ 白飯（75 人）	⑩ 壽司（61 人）

出處：東京消防廳官網

緊急之際的急救方式

①從背後撐住患者的胸部或下顎，讓患者低頭

②利用另一手的掌根迅速用力拍打肩胛骨之間的部位

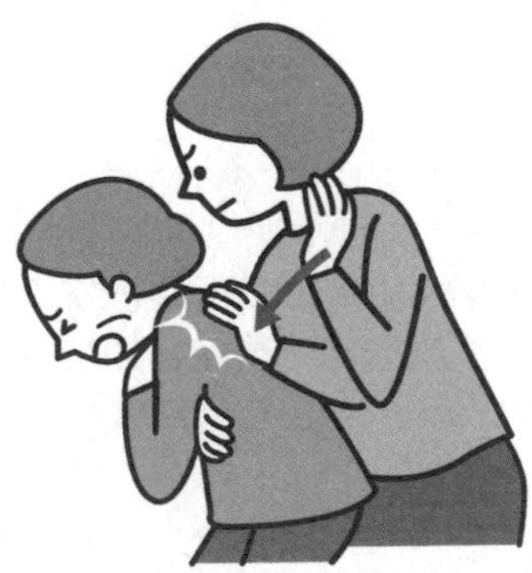

噎到的徵兆

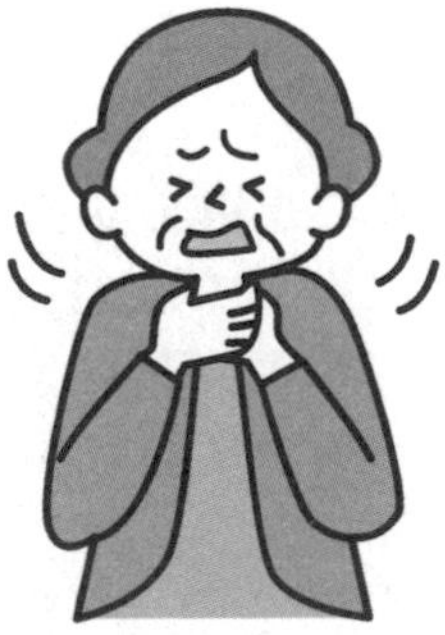

各種食材的烹調型態				
蛋類	蔬菜類			穀類
	果菜（南瓜）	根莖類(蘿蔔）	葉菜（小松菜	
沒有加料的茶碗蒸 雞蛋豆腐				
溫泉蛋 水波蛋	無皮 搗爛 壓成泥	磨成泥	糊狀	全粥
高湯蛋卷 歐姆蛋 滑蛋 什錦炒蛋	無皮：2～3 公分大 帶皮：搗成泥	燉煮（煮透）	燉煮（只有葉子的部分、煮透）	全粥 麵包粥(沒有吐司邊） 煮得很軟爛的麵條
	帶皮：2～3 公分大	燉煮	涼拌 佐芝麻醬涼拌	全粥、軟飯、燉飯 水煮麵條
煎蛋	自行決定烹調方式			軟飯、米飯 麵包(例如法式吐司） 水煮麵條
炒蛋				米飯（例如炒飯） 麵包 麵條

所謂的方便入口是指「方便咀嚼」或是「方便吞嚥」，挑選食材的方式與烹調的方式則是方便入口的重點。上述的表格依照「進食能力」（咀嚼與吞嚥的能力）整理了烹調型態（加熱、加工），最下層的是一般的飲食，而越往上層移動，食材就煮得越軟，越方便食用。

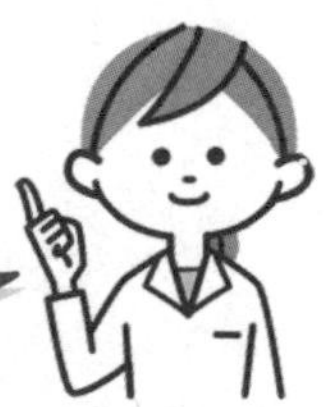

根據「進食能力」分級的烹調概念

方便食用 ↑ ↓ 一般飲食

<table>
<tr><th colspan="2">烹調型態</th><th rowspan="2">食物型態</th><th colspan="2">各種食材的烹調型態</th></tr>
<tr><th>加熱</th><th>加工</th><th>肉類</th><th>魚類</th></tr>
<tr><td rowspan="4">煮／蒸
（濕熱烹調）</td><td>食物調理機</td><td>・中間～濃稠
・布丁、果凍、慕斯</td><td></td><td></td></tr>
<tr><td rowspan="3">食物調理機
搗成泥</td><td>・均勻綿滑（但不能太過乾燥）
・打成泥或是糊→不用咀嚼</td><td>肉泥</td><td>魚泥</td></tr>
<tr><td>・不均勻
・有一些細軟顆粒
・沒有牙齒也能吃→用舌頭壓爛</td><td>肉丸
燉肉</td><td>魚鬆
勾芡
生魚片（蔥花鮪魚這類口感柔軟、油脂豐富的種類）</td></tr>
<tr><td>・有一定的形狀，需要咀嚼，但不會太硬、容易拆成小塊
・可用筷子輕鬆撥開的柔軟度
・可用牙齦壓爛、方便咀嚼</td><td>肉丸
燉肉
油煎（選擇脂肪多一點，不會乾柴的部分）</td><td>生魚片（口感柔軟的種類）
煮魚
煎魚（油煎）</td></tr>
<tr><td>煎／煮／蒸</td><td rowspan="2">切塊</td><td>・需要咀嚼，有一定的硬度與鬆散度
・需要咀嚼以及將食物集中成一塊</td><td>油煎
裹麵包粉再煎</td><td>煎魚
（嫩煎魚排）</td></tr>
<tr><td>炸／煎／煮／蒸</td><td>・不需要特別加工，也沒有飲食限制</td><td>油煎
炸肉排</td><td>油炸</td></tr>
</table>

除了自行烹調受照顧者的食物之外，也可以利用調理包或是宅配便當這類服務，若能先知道上述表格介紹的烹煮標準，就能大致掌握受照顧者的「進食能力」。

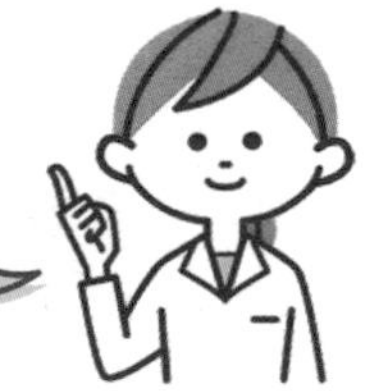

●確認受照顧者已經吞下食物，再餵下一口

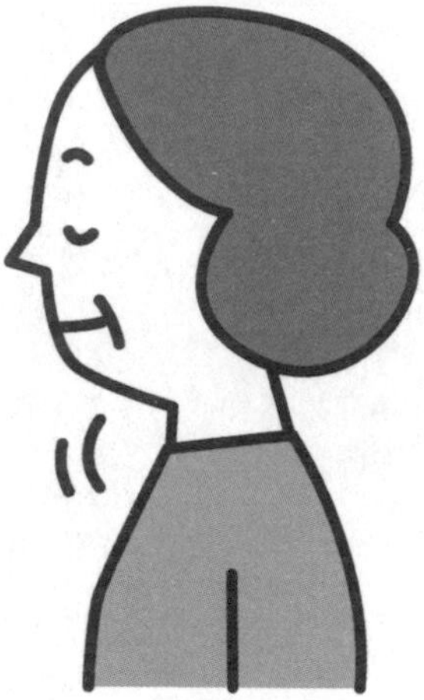

●在清醒的時候進食。如果覺得受照顧者很想睡，就先跳過這一餐

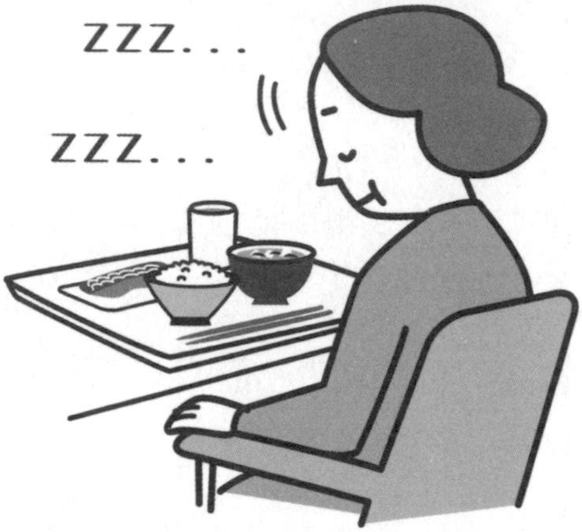

● 讓湯匙直進直出

如果抽出湯匙時，湯匙是往上翹的，會讓顎部往上抬，誤嚥的風險也會增加

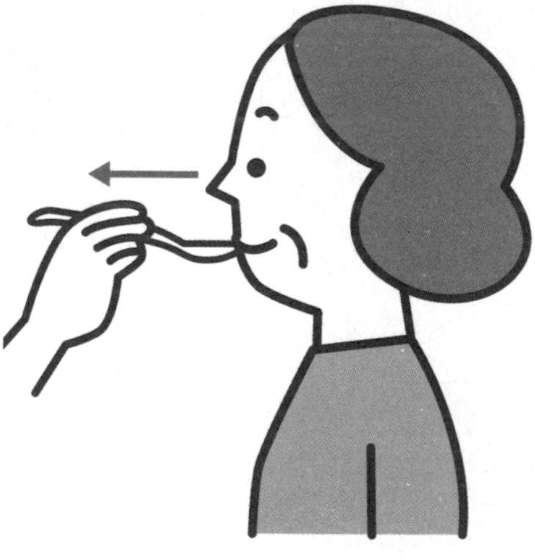

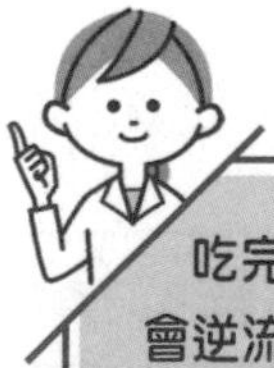

吃完就躺下來，食物有可能會逆流，所以至少要坐起來三十分鐘。

預防誤嚥的餵食重點

● 事先確認與準備

- 跟受照顧者說「吃飯囉」「吃午餐囉」
- 先讓受照顧者去一趟廁所（避免吃到一半要上廁所）
- 問問受照顧者「最近身體還好嗎？」以及確認受照顧者「是不是清醒」
- 確認口腔的狀態或是有沒有戴上假牙（可以的話，請受照顧者漱口）
- 坐在餐桌旁邊之後，將受照顧者的坐姿調整為90度

● 一定要坐在旁邊餵食

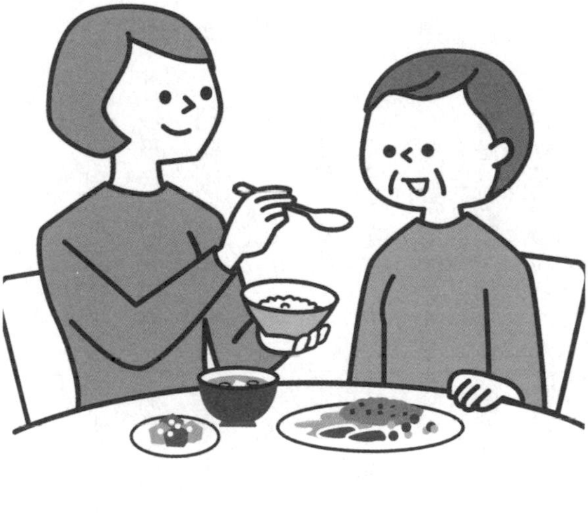

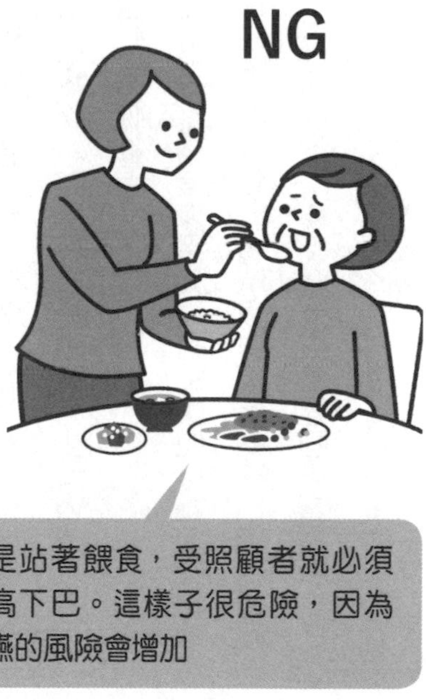
NG
若是站著餵食，受照顧者就必須抬高下巴。這樣子很危險，因為誤嚥的風險會增加

COLUMN

COLUMN

餵藥的重點

「餵藥有沒有什麼祕訣呢？」我很常被問到這個問題。許多高齡者每天都要服用很多種藥物，其中有些是藥錠，有些則是藥粉。對於需要餵食的人來說，餵藥也很辛苦。

如果覺得吃藥很麻煩，不妨請教上門看診的醫師，有哪些藥物是必要的。比方說，治療失眠或是便祕這類臨時性的藥物有可能在症狀改善之後還一直開藥（如果途中換了主治醫師，更是容易發生這種情況）。

有時候會將藥物混在食物裡面餵受照顧者吃。比方說，將藥物均勻混在湯裡面，受照顧者就必須把湯全部喝完。如果受照顧者吃到一半就不想吃，有可能會沒辦法完整地攝取藥物，所以最好先讓患者少量多餐，才可以將藥物混在食物裡面。

如果習慣以餵藥果凍餵藥，有時會將藥錠放在果凍上面，但這麼一來，藥錠有時候會因此黏在口腔或是喉嚨裡面，所以最好是將藥錠塞進果凍裡面再餵藥。

第3章

透過用餐姿勢
解決進食之際的困擾

1 有沒有預防誤嚥的進食方式呢？

● 有些姿勢不方便進食，有的卻很方便進食
● 重點在於下巴的位置

下巴是朝上還是朝下？

不知道大家是否接受過急救訓練？請大家回想一下在接受訓練時，學到的人工呼吸急救術。沒做過心肺復甦術的人，可回想醫療連續劇常有的急救畫面。

在進行人工呼吸的時候，第一步要先把躺著的人的下巴抬高，讓脖子往後折，才能讓口腔、鼻腔到氣管保持一路暢通，空氣才比較容易進入肺部。

在吃飯的時候，「從口腔到肺部呈一直線」是很危險的姿勢。試想若是坐著吃飯時，採用這種姿勢，會有什麼結果吧。**當下巴往上仰，脖子往後折，食物就很容易掉進肺裡，誤嚥的風險也會跟著增加**。最常見的就是用杯子喝水時，不小心讓下巴整個抬高，結果嗆到的情況。

最理想的就是「稍微低頭」的姿勢

稍微縮下巴，讓頭微微往下是比較不容易誤嚥的姿勢。這個角度跟我們一邊看著餐桌上的菜，一邊吃飯的姿勢一樣。

在餵受照顧者吃飯時，也要注意受照顧者的下巴高度，盡可能不要站著餵食，因為這樣等於是從高處餵食，受照顧者也不得不讓下巴往上抬。**建議大家在餵食的時候，盡可能坐著餵，與受照顧者的視線保持相同的高度**。

不容易造成誤嚥的脖子角度

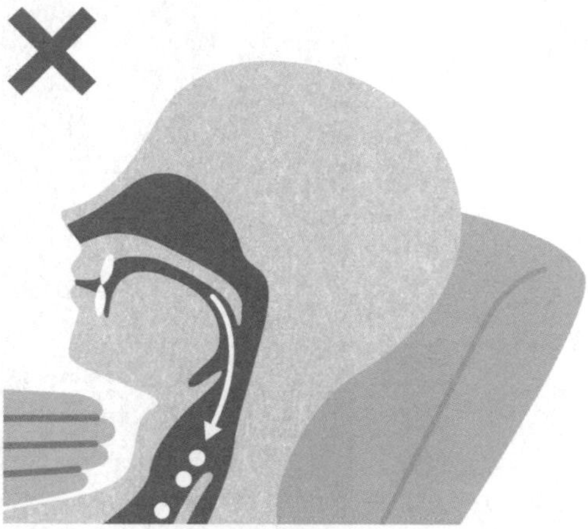

下巴與胸部之間的空間太大時，下巴會往上抬，嘴巴裡面的食物就很容易掉進氣管，誤嚥的風險也會增加

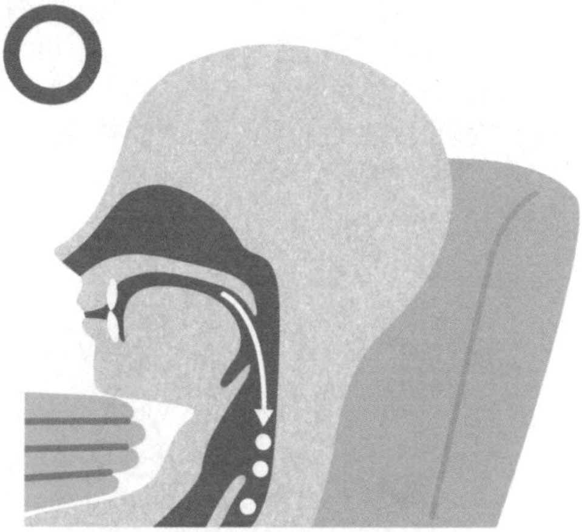

下巴與胸部之間若能保持四指寬的距離會比較理想

實例

希望在醫院負責餵食患者的護理師也能盡可能坐著餵食，與患者的視線有所交會。但我也知道，護理師常都要一次負責很多位患者，「所以實在沒時間坐著餵」。

我曾經看過患者的旁邊剛好有另一張病床，護理師就坐在兩張病床中間，用兩隻手分別餵食的情景。沒想到居然能同時餵左右兩側的患者，而且還沒有慣用手的問題，我真心覺得這真的是專家級的技巧啊。

2 什麼是方便用餐的姿勢？

- 重點在於「**90度規則**」與接觸面積的大小
- 如果坐不住，可利用毛巾或坐墊輔助

腰部、膝蓋、腳跟保持90度

對大部分的人來說，最方便用餐的姿勢就是「90度規則」的姿勢，也就是上圖這種**坐在椅子上，腰部、膝蓋與腳跟這三個部位都呈90度的姿勢**，這是能抵抗重力坐挺的姿勢。

採取這種90度規則的姿勢之後，讓下巴微微後縮，直到能完整看到擺在眼前的餐具，就能輕鬆吞嚥食物與進食。要注意的是，有些高齡者的舌

坐著用餐的90度規則

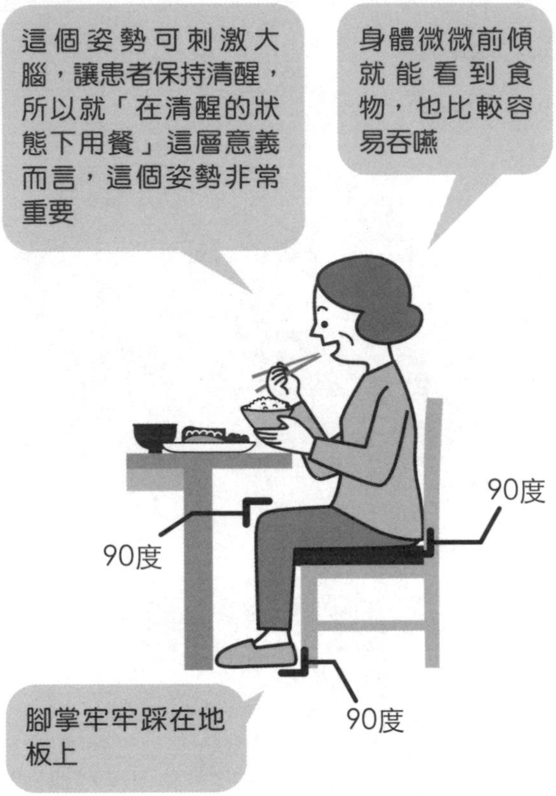
這個姿勢可刺激大腦，讓患者保持清醒，所以就「在清醒的狀態下用餐」這層意義而言，這個姿勢非常重要
身體微微前傾就能看到食物，也比較容易吞嚥
90度
90度
90度
腳掌牢牢踩在地板上

坐姿與接觸面積的關係

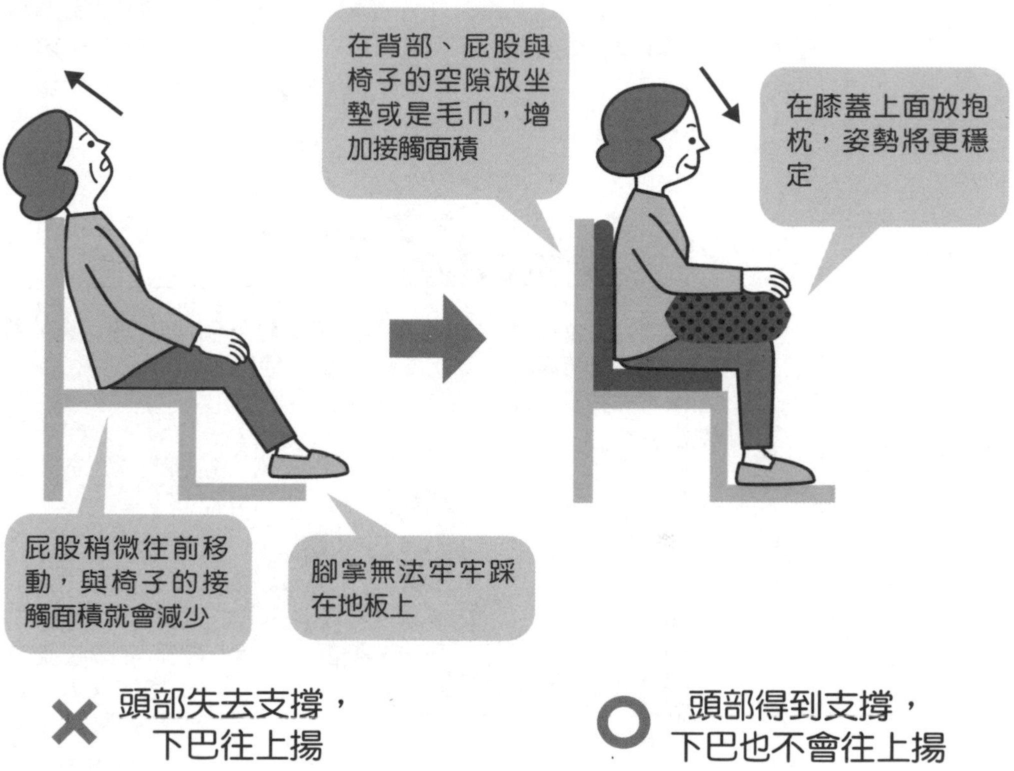
在背部、屁股與椅子的空隙放坐墊或是毛巾，增加接觸面積
在膝蓋上面放抱枕，姿勢將更穩定
屁股稍微往前移動，與椅子的接觸面積就會減少
腳掌無法牢牢踩在地板上
✕ 頭部失去支撐，下巴往上揚
○ 頭部得到支撐，下巴也不會往上揚

頭已經不太靈活，也沒辦法坐得這麼挺，沒辦法透過核心肌肉讓自己穩穩坐在椅子上，這時候可試著讓受照顧者的**手肘放在桌子上**，一邊撐著身體，一邊用餐，或是**坐在呈60度傾角的床上**用餐。

或許大家不知道，一隻手臂的重量約為體重的5%，遠比想像中來得重，所以讓手肘或手臂放在桌上，就能減輕上半身的負擔，而且這麼一來，就能自然地讓身體向前傾，也就比較容易看到食物。

同理可證，**坐在椅子之後，也可試著在患者的膝蓋上面放一個大抱枕**，藉此分散手臂的重量，也比較容易採取90度規則的姿勢。

利用床頭板調整功能調整的情況

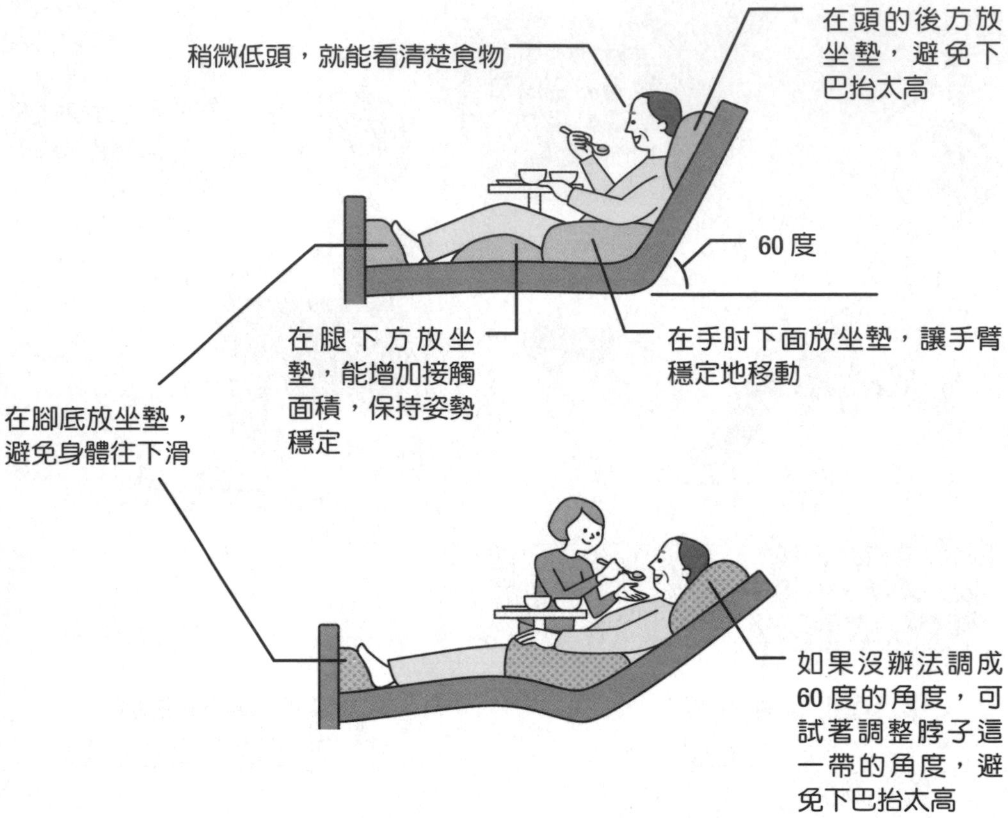
稍微低頭，就能看清楚食物
在頭的後方放坐墊，避免下巴抬太高
60度
在腿下方放坐墊，能增加接觸面積，保持姿勢穩定
在手肘下面放坐墊，讓手臂穩定地移動
在腳底放坐墊，避免身體往下滑
如果沒辦法調成60度的角度，可試著調整脖子這一帶的角度，避免下巴抬太高

身體與多少「穩定的部分」接觸呢？

要想穩定地站著或坐著，**身體與地面或椅子的座面有多少接觸是關鍵**。腳掌沒有牢牢踩在地面，或是椅子的座面太小，導致屁股沒地方可坐的話，身體與地面或座面的接觸面積就會減少，姿勢也會變得不穩定，身體也會為了維持姿勢而莫名出力，或是利用其他比較穩定的部分代償。

尤其是全身肌肉量減少，沒辦法一直坐在椅子上的人，更是會因為與地面或座面的接觸面積減少而坐不好，有時候則是因為身體有一些地方會痛，而無法保持穩定的姿勢。這時候**可利用坐墊或毛巾，增加身體與地面或座面的接觸面積**，減少患者的疼痛以及不穩定的部位。

調整身體單邊麻痺時的姿勢

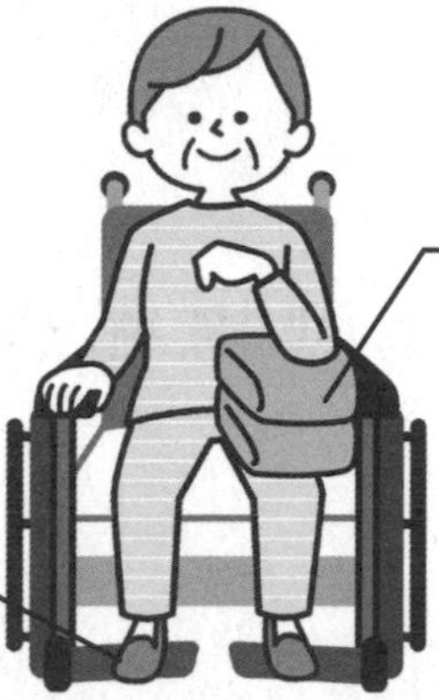
如果麻痺那邊的手肘無法放在椅子的扶手上，可在手肘下方放毛巾或坐墊撐著
讓腳底牢牢地踩穩

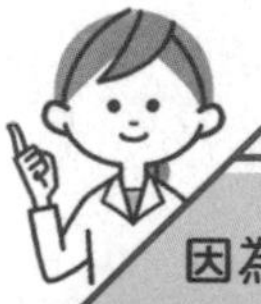

因為肌耐力或體力不足，或是身體的病痛而無法維持姿勢的人，常常會在用餐的時候，慢慢變成「危險的姿勢」。雖然有所謂的「理想坐姿」，但如果這種坐姿會讓患者覺得不舒服或是很累，不妨根據「喉嚨的伸展方式以及與周邊器官的相對位置」調整患者的姿勢。我們想要的是讓患者安全地用餐，所以若因為追求理想的坐姿導致患者覺得不舒服或是疲勞，那可就本末倒置了。有報告指出，光是調整頭部與身體的位置，就能讓八成左右的患者減少誤嚥液體的風險。

不斷地調整，找到適合患者的姿勢

有時候會因為體格或是駝背的關係，無法採取90度規則的姿勢。

如果沒辦法一直維持接近90度的姿勢，或是食物會常常從嘴巴裡面掉出來的話，建議讓床頭板稍微後傾，找出患者能順利吞嚥食物的角度。除了利用坐墊或毛巾增加患者與床的接觸面積，也可以將捲成筒狀的毛巾墊在肩胛骨到脖子後方這一塊的位置，避免下巴抬太高。

COLUMN

高跟鞋與高腳椅都有的不穩定感

想必曾經穿過高跟鞋的人都知道，穿高跟鞋走路就像是踮著腳走路，在習慣之前，都沒辦法走得很穩，反之，若是穿運動鞋這類平底鞋，腳掌就能貼在地面，也會覺得走得很穩，很安全。

大家也可以試著回想一下，在拉麵店吧台座位常見的高腳椅，就是那種座面很高，又沒有椅背的椅子。坐在這種高腳椅的時候，我們的腳往往沒辦法踩在地板，身體的姿勢通常會左搖右晃，所以只能將手肘放在桌上，讓自己的身體保持穩定，或者是得讓腳踩在高腳椅放腳的位置，才會覺得身體能夠保持平衡。不管是穿高跟鞋還是坐高腳椅，都是因為身體與地面或椅子的接觸面積太少，姿勢才會那麼不穩定。

只要了解箇中道理之後，應該就比較容易辨別「這種姿勢不太穩定」或是「這種姿勢不容易吃」。

3 能安心、愉快的用餐環境 ～椅子與桌子～

● 不該選擇太矮的椅子
● 讓臂力不足的人穩定「手肘」的位置

椅子或桌子的高度會決定姿勢是否穩定。前面提過，腳掌能牢牢踩在地板的姿勢最為理想，但這個意思是，挑矮一點的椅子比較好嗎？

理想的椅子與桌子的高度

要讓腳掌牢牢踩在地面，不代表就要挑選矮一點的椅子，因為坐在高度太矮的椅子上面，膝蓋就會抬得太高，肚子就會被迫內縮與受到壓迫，也就沒辦法正常進食。

能讓骨盆立起來，以及讓大腿與座面完整貼合的坐姿非常重要。比方說，有些患者坐在輪椅的時候，也無法保持「90度規則」的坐姿，這很有可能是因為患者踩著輪椅踏板的時候，膝蓋的位置過高，腹部受到壓迫，建議這時候可以把踏板收起來，讓患者直接踩在地面。

此外，**桌子的高度應該位於胸口偏下的位置，身體與桌子應該保留一個拳頭的距離**，這樣患者才能連桌面餐具都看清楚。

使用湯匙或筷子的時候，要注意手肘的位置

我們吃飯的時候，通常不會去想，要花多少時間才能用筷子把食物送到嘴巴裡面，但是在長照的機構裡面，常常看到患者明明很小心地想用筷子將食物送到嘴邊，卻因為手肘沒辦法順利彎曲，導致食物最後還是掉

適合用餐的椅子與桌子的高度

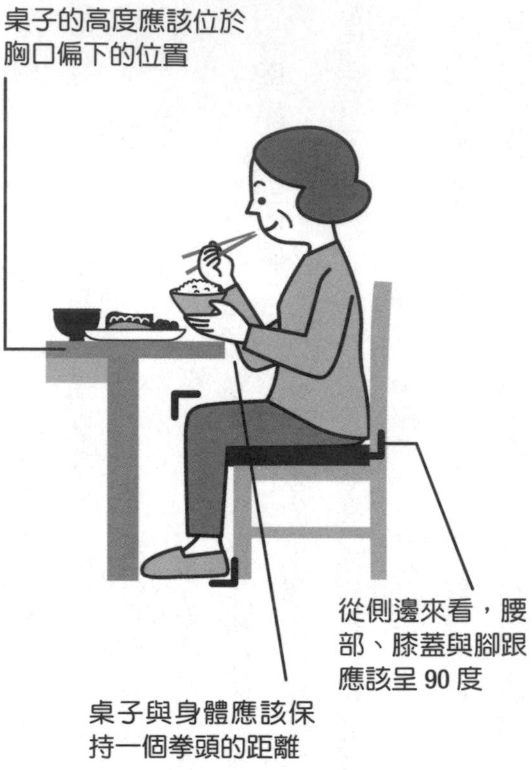
桌子的高度應該位於
胸口偏下的位置
從側邊來看，腰
部、膝蓋與腳跟
應該呈 90 度
桌子與身體應該保
持一個拳頭的距離

在地上。

如果發現患者沒辦法順利使用餐具，**不妨在患者拿筷子或是湯匙的那隻手肘下面墊抱枕或是枕頭，讓患者的手肘有個支撐**。當手肘穩定，就不需要抬起整隻手臂，也就能只透過小臂的動作順利進食，不過也有一點要特別注意，那就是**不要讓手肘墊得太高，不然就會害患者一直聳肩**。

實例

我曾以牙醫的身份，去某間長照中心看診，也在那裡遇到某位因為中風而無法正常說話，以及身體麻痺的患者。

這位患者很想用湯匙把最喜歡的咖啡慕斯送到嘴巴裡面，但總是在送進嘴巴之前，咖啡慕斯就掉在吃飯用的圍兜兜上面，而且就算長照中心的員工想要幫忙，他也以「想要自己吃」拒絕。

因此我與長照中心的員工討論後，試著以坐墊或毛巾調整這位患者的姿勢，以及將枕頭以垂直的角度塞在這位患者的手肘下面，就大大減少了食物掉在圍兜兜的情況，患者與員工也因此很開心。

在手肘下面塞坐墊這招通常都能派上用場。

4 能安心、愉快的用餐環境 ～挑選餐具的方法～

- 用筷子吃能避免吃太快
- 湯匙要選擇又小又淺的種類

在患者還能使用筷子的時候，盡可能讓他用

如果因為年紀變大或是疾病而無法順利使用餐具，就會需要其他的輔助。

如果患者還能使用筷子，最好請他用筷子進食，因為筷子能挾的食物不多，手肘也比較不需要一直上下移動，所以相對比較安全。尤其是**原本吃飯吃很快的患者，更是該以筷子代替湯匙**，因為用湯匙吃飯的話，很容易把食物堆成一口尖尖地吃，一不小心就會發生危險。

假設患者因為麻痺或是手不太靈活而無法使用筷子，建議使用有彈簧的復健用筷子、湯匙或是叉子。

要注意湯匙的深度

此外，在挑選使用的湯匙時，要注意湯匙的深度。

如果湯匙太大或太深，有可能會一次挖太多食物，而且在吃東西的時候，嘴唇必須多用力，才能將食物吃進嘴巴裡，有些人也會因此而難以進食，所以建議大家**選擇較小較淺的湯匙**。

沒辦法握緊餐具怎麼辦？

一般認為，像握鉛筆般握住湯匙是最理想的握法。因為握住湯匙柄的話，就必須透過肩膀的關節調整湯匙撈起食物的方向。

有些患者的手指不太靈活，也沒什麼力氣，沒辦法握住細柄的湯匙，這時候**可改用粗柄的湯匙，或是在湯匙柄纏毛巾或手帕，再用橡皮筋固定**，調整成適合患者拿的粗細。

可試著使用紙杯

有吞嚥障礙的人用杯子喝水或喝茶的時候，最好能一小口一小口慢慢喝，不過我也很常看到患者改不掉過去的習慣，把杯子拿高，一口氣喝一大口水，結果嗆到的情況。

容易嗆到的人可改用鼻曲型杯。這種杯子的杯緣不會抵到鼻子，所以患者不需要在喝水的時候抬頭，也就不會嗆到。

鼻曲型杯是一種長照輔助用品，需要另外購買，**但其實可用剪刀在紙杯剪出缺口，一樣能當成鼻曲型杯使用**。購買鼻曲型杯之前，請務必先用紙杯試試看效果。

通用設計的餐具

筷子

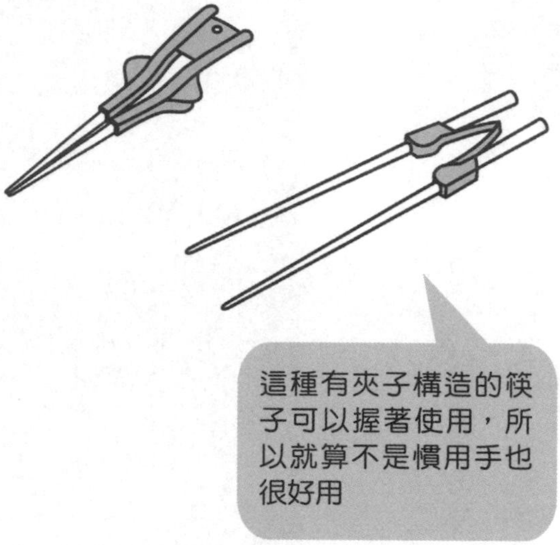

這種有夾子構造的筷子可以握著使用，所以就算不是慣用手也很好用

杯子

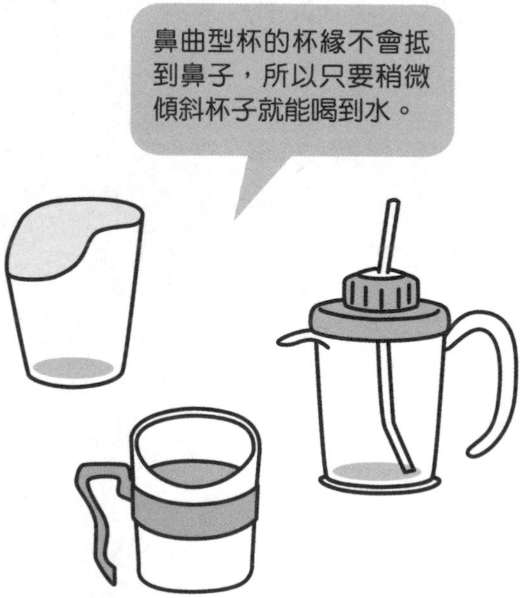
鼻曲型杯的杯緣不會抵到鼻子，所以只要稍微傾斜杯子就能喝到水。

湯匙、叉子

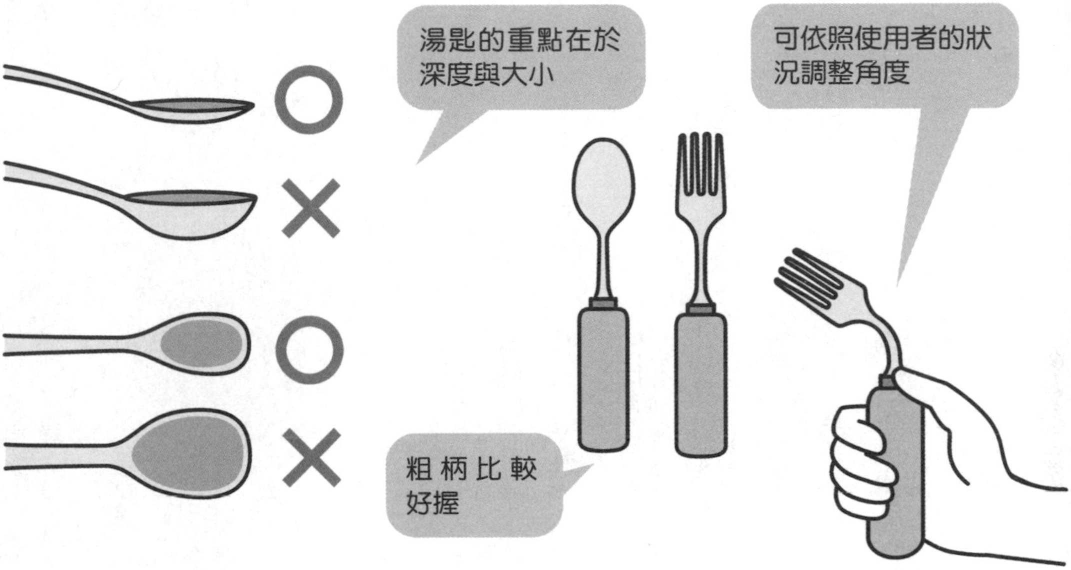
湯匙的重點在於深度與大小
可依照使用者的狀況調整角度
粗柄比較好握

盤子

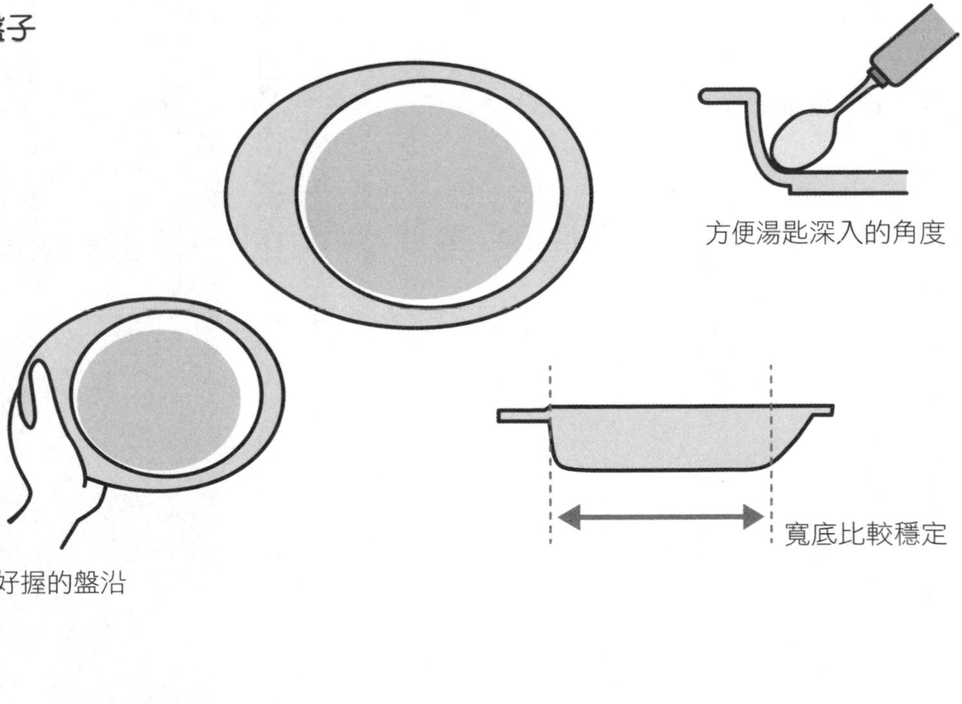
方便湯匙深入的角度
寬底比較穩定
好握的盤沿

5 用餐時的困擾可試著向復健專家諮詢

- 關於日常生活的動作以及復健的疑問都可與專家諮詢
- 也可以得到安全用餐的姿勢的建議

各種復健專家

在日本的長照服務之中，有治療師上門幫忙復健的服務。

相關的專家包含與傾聽、說話、進食有關的**語言治療師**（Speech therapist：ST），協助站立、坐著這類基本動作與步行的**物理治療師**（Physical therapist：PT），以及幫助換衣服、洗澡這類日常自理動作復健的職能治療師（Occupational therapist：OT）。

不同的專家都可從自己的立場回答有關「進食」的煩惱。

什麼時候該商量？

比方說，「患者說話像是含了顆魯蛋」的時候，或是「吃東西常常嗆到」的時候，可試著與語言治療師諮詢。語言治療師可根據患者的進食狀況，給予一些復健上的建議，讓患者能把話說清楚，或是維持一定的吞嚥能力。

「該怎麼帶患者去廁所？」「不知道患者最輕鬆的姿勢是什麼」「患者常常從輪椅滑下來，不知道該怎麼辦」，如果遇到這些問題，都可以與物理治療師討論。物理治療師會教導幫助患者下床、站立、坐、走路、旋轉身體的方法，也會教導使用輪椅的理想坐姿，幫助患者復健，而且**連用餐姿勢都能與物理治療師討論**。

患者「拿不好筷子」「沒辦法換

能與專家討論的項目

語言治療師（ST）

能幫我什麼？

檢查與訓練聽力、發聲、組織語言這類功能，以及能解決進食與吞嚥障礙這類問題

什麼情況該諮詢？

· 患者沒辦法把話說得清楚
· 用餐常嗆到

物理治療師（PT）

能幫我什麼？

除了透過運動療法與物理療法改善日常基本動作，還能幫忙挑選長照用品以及改善生活環境（例如房屋改建）

什麼情況該諮詢？

· 該怎麼帶患者上廁所（移動協助）
· 坐在輪椅上，立刻滑下來
· 想透過訓練維持生理機能

職能治療師（OT）

能幫我什麼？

透過各種活動（例如手工藝或勞作）治療與指導患者，讓患者得以恢復原有的生理機能

什麼情況該諮詢？

· 沒辦法靈活使用筷子
· 沒辦法自行換衣服
· 想為患者挑選適當的餐具

衣服」，則可以請教職能治療師。職能治師會帶著患者進行使用餐具的復健，或是幫忙挑選適合患者的餐具，也會幫忙患者進行一些日常動作的復健。

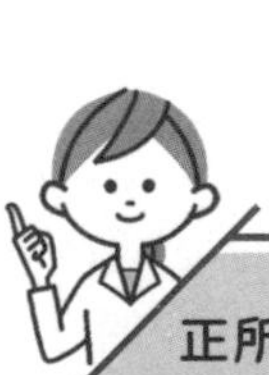

正所謂「聞道有先後，術業有專攻」，如果有機會在復健中心或是日照中心遇到這類上門服務的專家，不管問題是大是小，都可以請教他們，有時候會得到一些令人驚豔的建議。

COLUMN

復健相關的治療師是最佳幫手

我有時間的話，會偷偷去復健室看看情況，因為在那裡可以看到許多在病房看不到的事情。比方說，可以看到長期在病房臥病在床的患者像是變了一個人，拼命地抓著平衡桿練習走路的表情與模樣。

我也很常與復健的專家討論。比方說，我會一邊看著恢復步行能力的患者，一邊與物理治療師討論「既然患者可以走路了，就要讓他多攝取一些營養」，試著調整患者的飲食內容，不然就是在患者練習畫畫，或是練習用筷子挾起小東西的場所，與職能治療師討論「接下來要不要把餐具換成筷子呢？」，也會請教語言治療師，患者平常用餐的情況以及與語言有關的事情。

這些專家都能根據自己的專業，激發患者真正的能力，是非常值得依靠的幫手。

第4章

居家能做到什麼地步？合乎實務的口腔保健

1 口腔的狀況如何？

- 不管口腔裡面少了哪個部分，都會覺得不舒服
- 口腔的感覺很敏銳，所以能保護身體

大家知道牙齒有幾顆嗎？

大家知道自己的牙齒有幾顆嗎？一般來說，成人的上下排牙齒各有14顆，總計就是28顆（如果連智齒都算進來，就有32顆）。門牙主要是用來咬斷食物，犬齒到另一側的犬齒共有6顆，更往後面的是小臼齒與大臼齒，也就是負責咬碎與磨爛食物的牙齒。

我們都是透過上下排牙齒的咬合來咬住食物，或是咬斷食物，所以少了部分的牙齒，或是牙齒因為蛀牙而變形，就無法順利咬合，此時只能裝假牙或是裝牙套，恢復原本方便咀嚼的狀態。

口腔的每個構造都重要

不管我們吃什麼，都必須**在「口腔」騰出空間，再於這個空間咀嚼**。這個空間是由類似天花板的軟顎、權充牆壁的雙頰以及宛如出入口的嘴唇圍成，再由肌肉組成的舌頭在適當的時間點上下左右移動食物，然後以牙齒咬爛食物，或是混入唾液，再進行咀嚼。

假設因為某些疾病導致軟顎出現部分缺陷，口腔裡面的食物就會竄到鼻腔，或是雙頰的肌力因為麻痺而衰退時，就有可能在咀嚼時，無力將食物往上推回上面的牙齒，導致食物全部堆在雙頰下方。如果嘴唇變得不靈活，就沒辦法封住上述的空間，食物

口腔的構造與保健重點

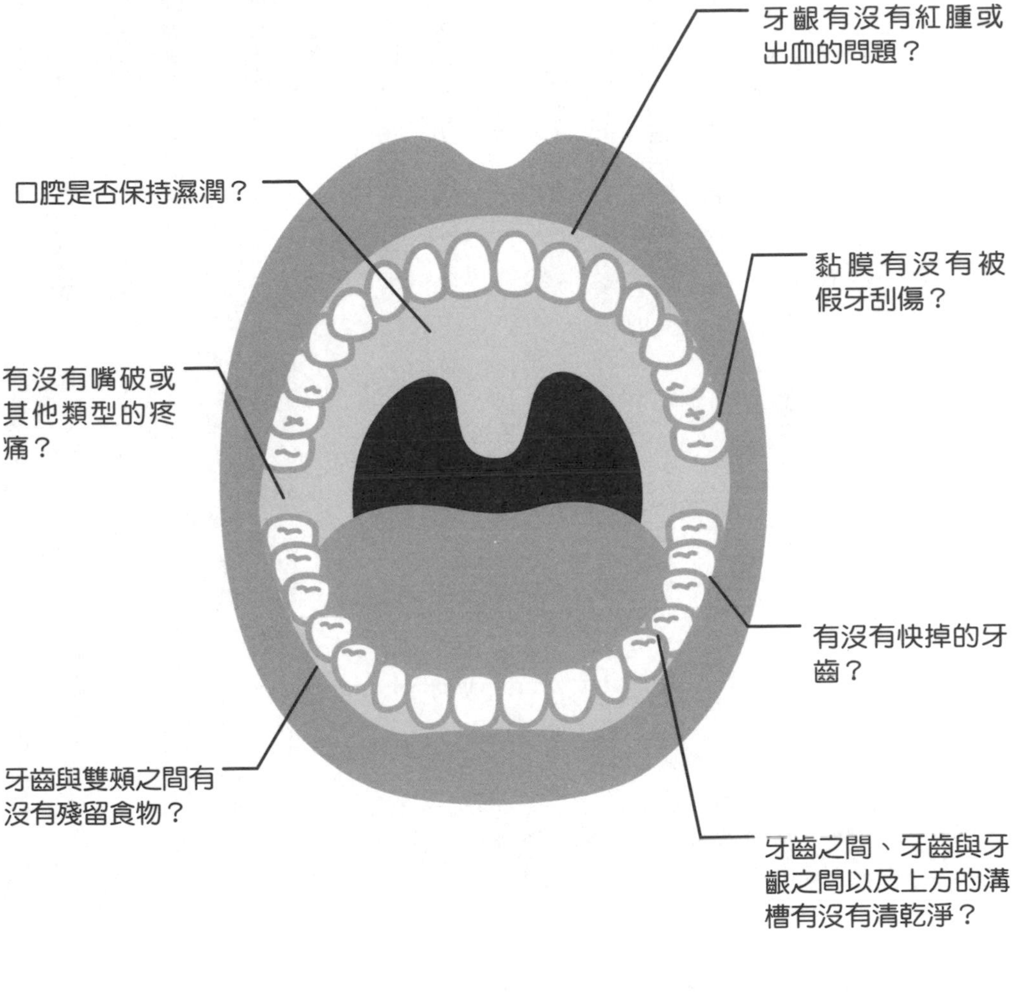
牙齦有沒有紅腫或出血的問題？
口腔是否保持濕潤？
黏膜有沒有被假牙刮傷？
有沒有嘴破或其他類型的疼痛？
有沒有快掉的牙齒？
牙齒與雙頰之間有沒有殘留食物？
牙齒之間、牙齒與牙齦之間以及上方的溝槽有沒有清乾淨？

每個人的口腔狀態都是不同的，有些人雖然上了年紀，卻還有很多牙齒，有些人則是接受了各種治療。大部分的人都很少仔細觀察口腔的狀態，所以在介紹口腔保健的方法之前，想先為大家介紹口腔的構造以及功能。

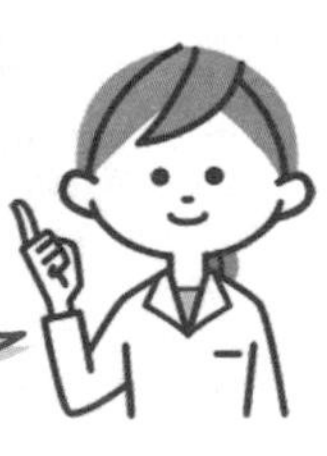

就有可能會從嘴巴裡面掉出來。

由此可知，**只要口腔有部分缺損，就無法正常運作，習以為常的「進食」也會變得很困難與辛苦。**

口腔的感覺比身體其他部位都敏銳

人類的指尖非常敏銳，但其實大家可知道，口腔的感覺也很敏銳，甚至是更加敏銳。

有報告指出，若從「兩點間距辨識覺」這種皮膚感覺敏銳度的指標來看，**舌尖或嘴唇比指尖更加敏感**。的確，哪怕只是一根頭髮掉進嘴巴，我們都會立刻發現對吧？

口腔越前面的部分越是敏感，因為放進嘴巴的食物，或是準備放進嘴巴的食物，都是在這裡感受軟硬度、溫度與味道，再根據這些性質判斷是「能吃的食物」或是「不能吃的異物」，如果是食物，口腔就會分泌唾液並繼續咀嚼。

保持口腔清潔，讓這些功能正常運作，即可延長健康生活，避免長照與減少照顧者的負擔。

「三天前燉的東西，還能吃嗎……？」結果一咬才發現，整鍋變得又爛又酸，嚇得連忙吐出來。口腔的前方構造就像是衛兵一般，會盡力幫我們擋住這些壞掉的食物。

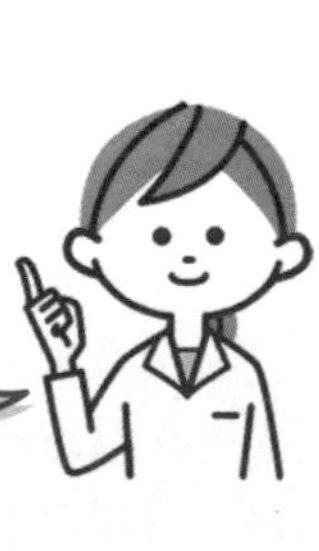

2 就算沒有自己的牙齒，裝假牙不就好了？

會覺得煎餅很脆，全拜牙周韌帶之賜
「進食」需要牙齒與肌肉互相幫助

想必大家已經知道，一旦口腔少了哪個部分或功能，都會讓我們沒辦法好好吃東西與說話。「少了牙齒，或是牙齒有缺損，戴假牙或是牙套不就好了嗎？」或許有些人會這麼想，實際上也是如此，**但吃東西的時候，有可能無法嘗到完整的美味，安全性也會大打折扣**。

猶如精密感應器的牙周韌帶

由於牙周韌帶不像是站在舞台上的明星，所以大部分的人都沒聽過這個構造，但其實它是連接牙根與齒槽骨（支撐牙齒的顎骨）的膠原蛋白纖維，除了支撐牙根之外，還會吸收咀嚼時牙齒咬在一起的力道，避免齒槽骨直接受到衝擊。牙周韌帶就像是保護牙齒與顎部的感應器，避免我們因此感到疼痛，真的可說是口腔健康的幕後功臣。

牙周韌帶可接收咀嚼時的壓力，

牙周韌帶

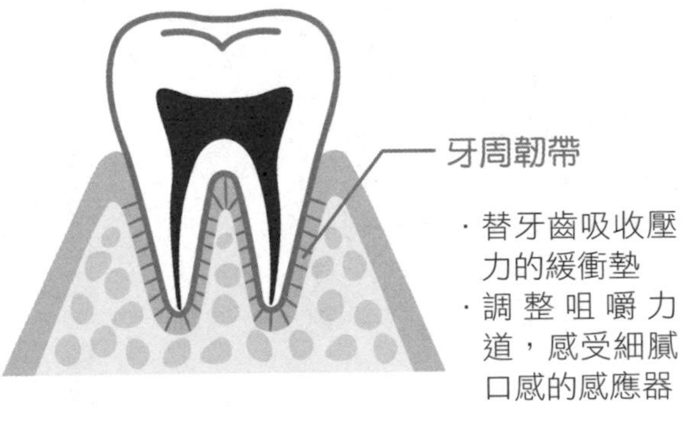
牙周韌帶
·替牙齒吸收壓力的緩衝墊
·調整咀嚼力道，感受細膩口感的感應器

以及牙齒的搖晃程度，所以**在吃煎餅這類食物的時候，才能感受到「啪」的一聲很脆的口感**。

沒有牙齒或是支撐牙齒的骨頭，牙周韌帶就只能面臨消失的命運

牙周韌帶可透過口感感受食物的美味，也能緩和衝擊力以及偵測危險訊號，但是**當牙齒消失，或是齒槽骨因為牙周病而溶解，位於牙齒與齒槽骨之間的牙周韌帶也會跟著消失殆盡**。

假設牙周韌帶消失，就沒有能調節咀嚼力道的感應器，也就無法正常咀嚼，而且也很難再清楚地感受到煎餅或是蘋果派那種「酥脆」的口感。咀嚼時感受到的口感佔了「美味」的一大部分，所以**享受美食的樂趣也會因此大打折扣**。雖然牙齦也有感受壓力的感應器，但不像牙周韌帶那麼敏感，所以無法清晰地傳遞口感。

進食需要牙齒與肌肉

此外，不管是自己的牙齒還是假牙，不是有牙齒就能順利進食。比方說，從事滑雪、網球、棒球這類需要使用道具的運動，選手都必須鍛練自己的體魄，才能將這些道具發揮到極限。當然，也得好好保養這些道具。

咀嚼就與這些運動一樣，光靠牙齒這項道具是無法順利進行的。將食物吸進口中的嘴唇（口輪匝肌）、移動口中的食物或是讓唾液與食物充份混合的舌頭（舌肌）、避免牙齒上面的食物滑落的雙頰（頰肌）、移動下巴的咀嚼肌，一切都是因為**肌肉能正常運動，所以才能「進食」**。

所以要想一直享受美食，除了**要保護牙齒，還得維持口腔周遭的肌耐力**。

大家應該都有過在吃飯的時候，不小心咬到小石頭、魚骨頭這類異物，嚇得立刻張開嘴的經驗吧？這是因為牙周韌帶在偵測到這些異物之後，發出「不能再用力咬，不然牙齒會壞掉」，讓嘴巴反射性地立刻張開的指令。

3 口腔保健之道 ～能自行保健的情況～

- 牙齒會有一些沒辦法以牙刷刷掉的汙垢
- 刷牙時，要不時注意「正在刷哪裡」

大人該怎麼刷牙？

如果家裡有小孩子，應該有不少人有過幫小孩刷牙的經驗，那麼「大人又該如何刷牙？」要想在高齡期活得健康，或是減少依賴長照的依賴度，維持口腔整體清潔的「口腔保健」就非常重要。

不過，大部分的照顧者都不知道需要做哪些事情。話說回來，應該很少人有過幫忙成人刷牙的經驗才對。

所以接下來要為大家介紹幫成人刷牙的方法，以及讓口腔保持清潔的「口腔保健術」。

只要知道「保健的目的」，就能有效率地維護口腔健康。因此一開始要從生活尚能自理者的口腔保健開始介紹。從「該怎麼幫助受照顧的人」的觀點了解這些步驟，應該就會更快了解口腔保健的重點。

牙齒的汙垢最適合利用牙刷清除

口腔保健的基本就是用牙刷刷牙，但只是讓刷毛碰到牙齒，是無法刷掉汙垢的。應該有不少人是利用口腔清潔海綿棒代替牙刷，幫大多數的牙齒都是假牙的高齡者刷牙，**但如果還有不是假牙的牙齒，建議使用牙刷刷牙**。

或許大家都曾在牙醫診所接受刷

牙指導，而刷牙的重點就是**小力、小幅度地移動牙刷，而且要注意自己「正在刷哪裡」**。

牙齒的汙垢除了會黏在牙齒表面，還會卡在牙齒與牙齦間的細縫，或是臼齒的溝槽裡面，所以記得讓牙刷刷毛的尖端抵在這些地方刷乾淨。建議依照「右下角的臼齒→下方門牙→左下方的臼齒→左上方的臼齒→上方門牙→右上方的臼齒」這個順序小幅度地移動牙刷，並且針對這些牙齒與齒齦之間的細縫刷牙。

牙齒刷完之後，記得連舌頭的汙垢一併刷乾淨。大家可使用舌苔刷從舌頭的深處刷到外側，將黏在舌頭表面的舌苔刷乾淨。也可以讓牙刷的角度稍微放平，再從舌頭的深處刷到外側。

刷牙的基本知識

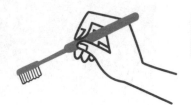

以拿鉛筆的方式拿牙刷的握柄

如果因為身體麻痺而拿不住牙刷，可改用電動牙刷（但要先閱讀說明書的內容，了解使用方法）

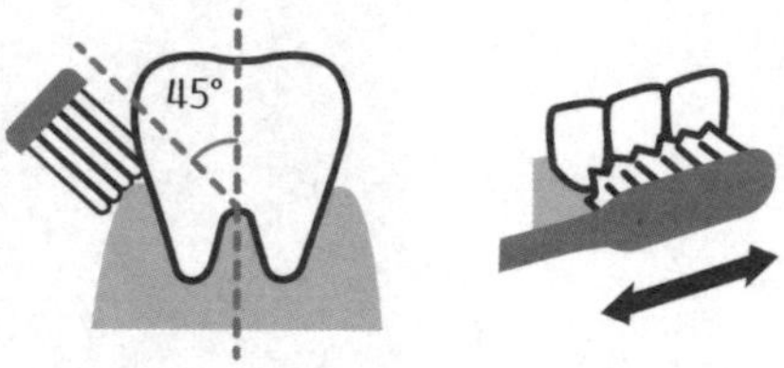

讓牙刷以 45 度的角度抵在牙齒，再以每次刷兩顆牙齒的幅度移動牙刷

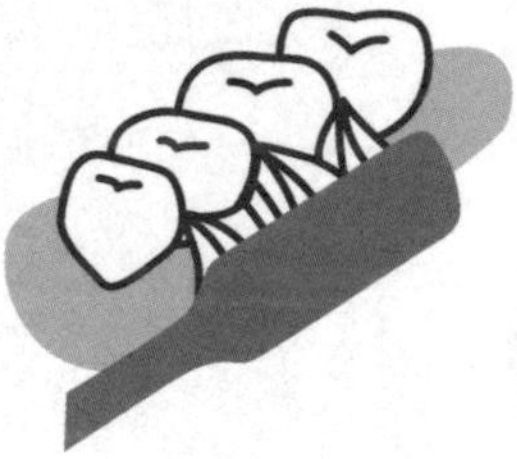

以小幅度移動牙刷就能讓刷毛深入牙齒之間的細縫，將齒垢刮出來。

若只是隨便刷刷，一定刷不乾淨，所以刷牙的時候，一定要注意「正在刷哪裡」，也不能上下排牙齒一起刷。

牙刷若是刷得太深，有可能會引起嘔吐反應

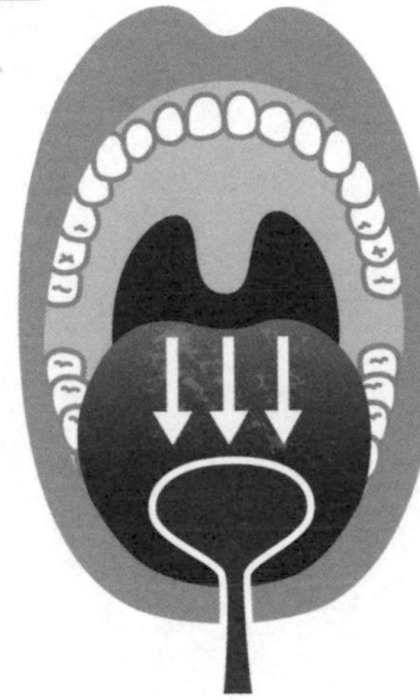

舌頭的保健

利用舌苔刷或是牙刷從舌頭的深處輕輕地往外刷（不能用力刮）。利用牙刷將黏在舌頭表面的髒汙（舌苔）刷掉

刷牙順序

以固定的順序刷牙，避免有地方沒刷到。如果能看著鏡子刷牙，就更能刷到正確的位置

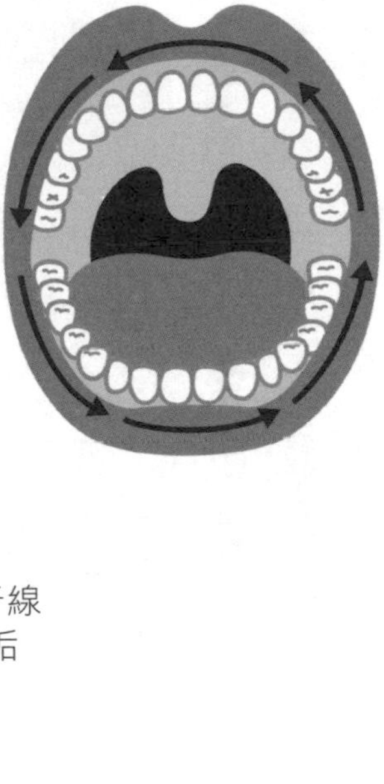

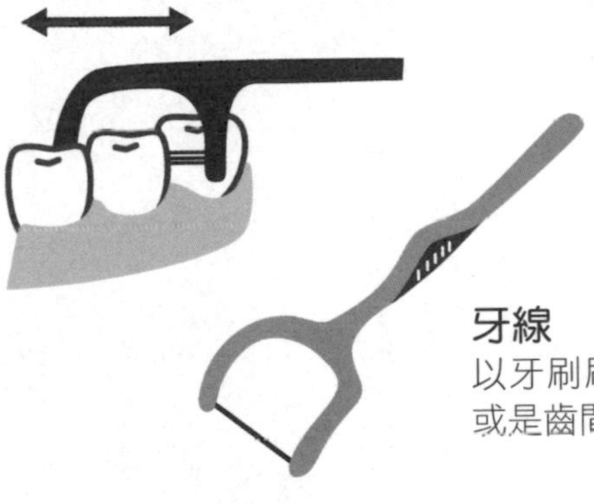

牙線

以牙刷刷完牙之後，可使用牙線或是齒間刷去除卡在牙縫的汙垢

如果孩子穿著沾滿泥巴的鞋子回家，肯定會把玄關弄得到處都是泥巴……此時就算用水沖洗，或是用軟軟的海綿刷洗，也很難刷乾淨對吧？所以得換成地板刷刷過一遍，才能用水沖乾淨。同理可證，堅硬的牙齒也應該用牙刷刷一遍，然後洗乾淨每個角落，才能刷掉牙垢。

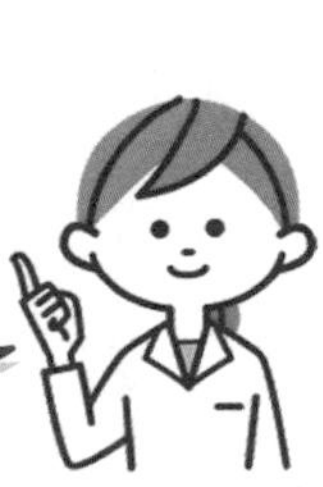

4 口腔保健的方法 ～長照依賴度較高的人～

- 維持能安全清潔口腔的姿勢，再檢查口腔的狀況
- 刷牙之前的保濕也很重要。將汙垢徹底清出口腔

迅速安全的口腔保健

沒辦法自行在洗面台前刷牙的人，通常都會改在床上進行口腔保健，但這畢竟不是常態，所以為了避免患者邊睡邊刷牙，就需要知道一些**迅速安全的口腔保健方法**。

一開始要根據照顧者與受照顧者的狀況準備適當的工具。比方說，如果受照顧者能坐在床上自己刷牙，就可以準備臉盆或是桶子，讓受照顧者能「咕嚕咕嚕」地漱口，這時候可先讓受照顧者坐起來，然後仿照用餐的時候，利用坐墊撐著受照顧者的身體。

假設是沒辦法自己刷牙的患者，就要將患者調整成照顧者能完整看到其口腔的狀況，以及避免在替患者刷牙的時候，害患者喝到髒水的姿勢。**建議大家先讓患者轉向正面，接著再將床搖到三十度以上，讓患者的頭微微往下**。如此一來，髒水就比較不會流進喉嚨。

如果環境的燈光足夠，會比較容易檢查口腔的狀況，所以**可行的話，可另外用一盞燈照亮患者的口腔**。

在進行口腔保健之前，要先確認口腔的狀況

在進行口腔保健之前，可先跟患者說「接下來要刷牙囉」「接下來要讓嘴巴變得很清爽喲」，再慢慢地扶

該準備的工具

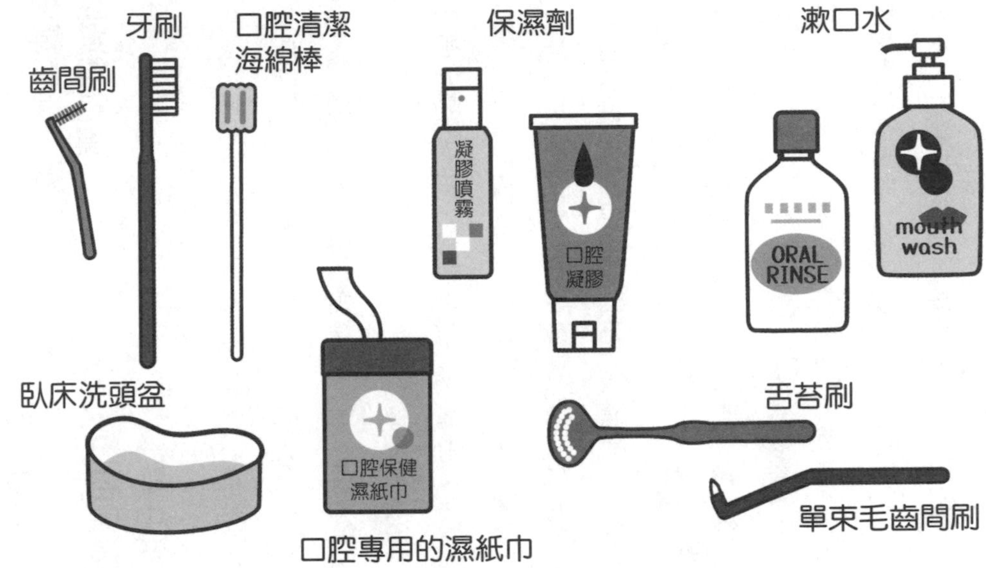

舌苔刷與單束毛齒間刷雖然好用，但其實有牙刷或是齒間刷就夠用了，不一定非要另外準備。臥床洗頭盆是一種有弧度的洗臉盆，可用來接漱口水，有些款式會有方便搬運的握把。

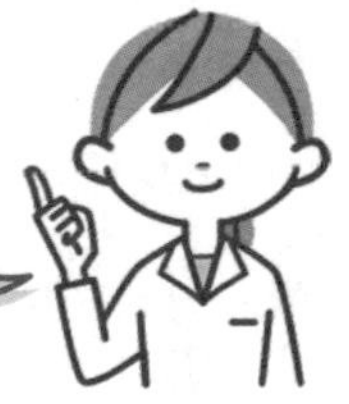

起患者。此時可一邊觀察患者的情況，確定患者「是不是清醒」或是「能不能自己張開嘴巴」，或是其他的身體反應。

姿勢調整完畢之後，就能立刻刷牙了嗎？當然不是。**第一步是先觀察口腔的狀況**，看看哪個部位比較髒，確認有沒有被假牙刮傷的地方。先快速地確認一遍，就能提升口腔保健的效率。

或許每次確認口腔狀況很麻煩，**但一天確認一次，除了可了解口腔是否乾淨，還能知道口腔是否有異變**，照顧者才比較放心。一旦養成習慣，就能很快發現「出現了昨天沒看過的紅腫」，也能很快找出患者食量變小的原因，甚至還能在牙醫上門看診時，提供一些有用的資訊。

黏膜也要保健，避免口腔變得乾燥

檢查口腔的狀態之後，可利用水或是保濕劑讓黏膜沾濕。或許有些人會以為口腔保健就等於刷牙，但其實**牙齦、舌頭、雙頰內側的黏膜也需要保養**。

如果患者的嘴巴很乾，或是常常張著嘴巴睡覺，導致乾燥的汙垢黏在黏膜上，可先利用保濕劑替口腔按摩。**牙齦的部分可用食指畫圓的方式，從深處按摩到外側，雙頰的部分也可以用手指將臉頰往外撐，再上下移動與按摩**。

輕輕地按摩之後，就會開始分泌唾液，口腔也會變得濕潤。這時候可一邊擦掉唾液，一邊以口腔清潔海綿棒或口腔專用濕紙巾、紗布擦掉黏膜的汙垢。

口腔保健的重點在於「集中汙垢再擦掉」

如果患者的牙齒還剩幾顆的話，可使用牙刷刷牙。

若是用牙刷、口腔清潔海綿棒清理食物殘渣或是牙垢，很容易讓原本集中於一處的細菌擴散到整個口腔，而這些細菌也會與唾液或食物混在一起，假設這些唾液或是食物不小心掉進肺裡，就會造成誤嚥性肺炎。

建議大家先集中食物殘渣或是牙垢，再一口氣整團吐掉。所以刷牙的最後一個步驟才會是漱口。如果患者能自己做這些事，可以請他用力漱口再吐掉。

如果連漱口都無法自理，**可用略濕的海綿或是口腔專用濕紙巾擦拭汙垢，記得要從深處往外擦**。這樣就算是完成一整套的口腔保健。

此外，若是將手指伸進舌頭上面或口腔深處，有可能會被患者反射性地咬一口，所以**將口腔專用濕紙巾或是紗布纏在口腔清潔海綿棒或是牙刷**，再將汙垢擦掉，就能避免受傷。

第一章的時候也曾說過，有報告指出，口腔裡面的細菌會在晚上急速增加。如果一天只能做一次口腔保健，就請在晚餐之後或是睡前進行。

有時候會發現整塊肉或是蔬菜卡在口腔裡面，但這也是確認「患者吃的是不是方便食用的食物」的線索之一。

先檢查口腔的狀況

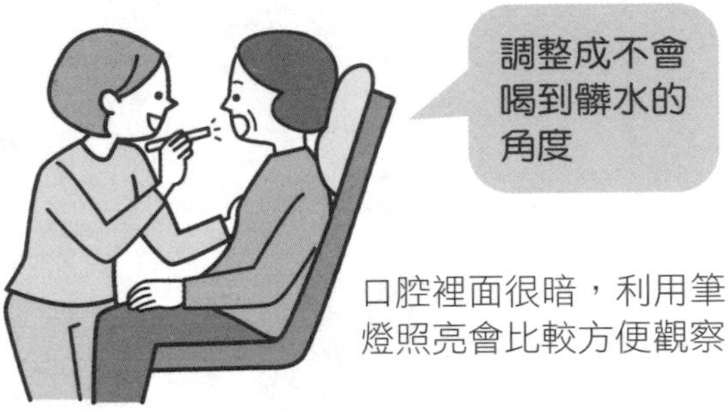

口腔裡面很暗，利用筆燈照亮會比較方便觀察

口腔按摩

①輕輕抓住嘴唇

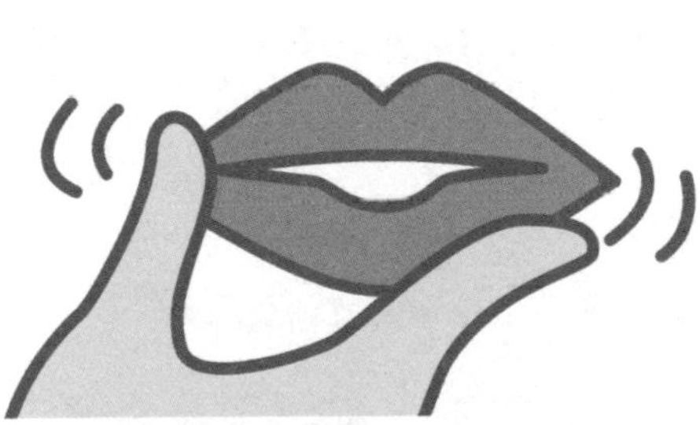

②從嘴角伸進手指，再沿著上排牙齒往深處移動

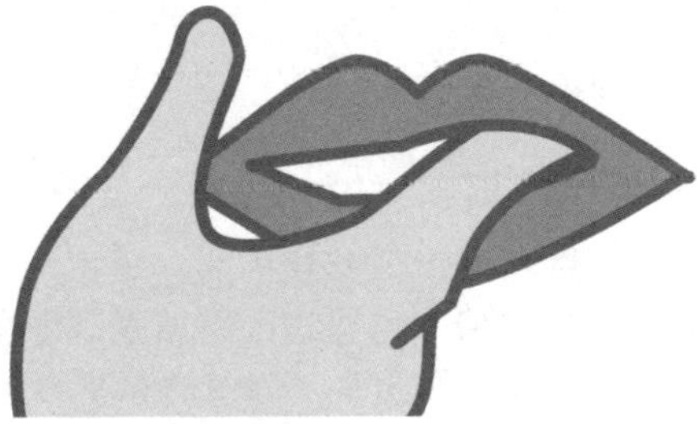

③以手指畫圓的方式按摩上下兩側的牙齦

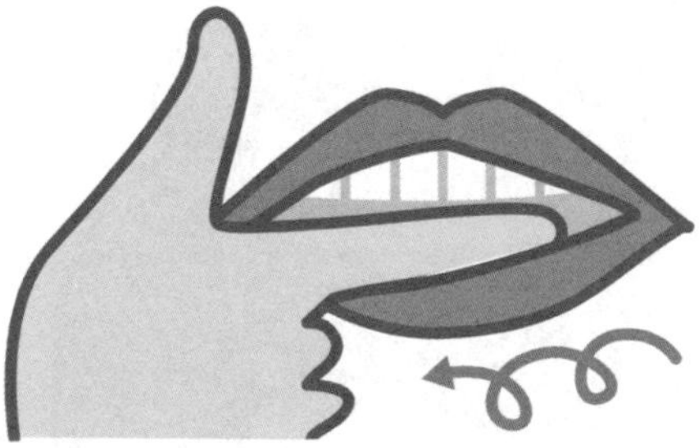

④用手指抵住雙頰，再一邊上下移動，一邊按摩雙頰

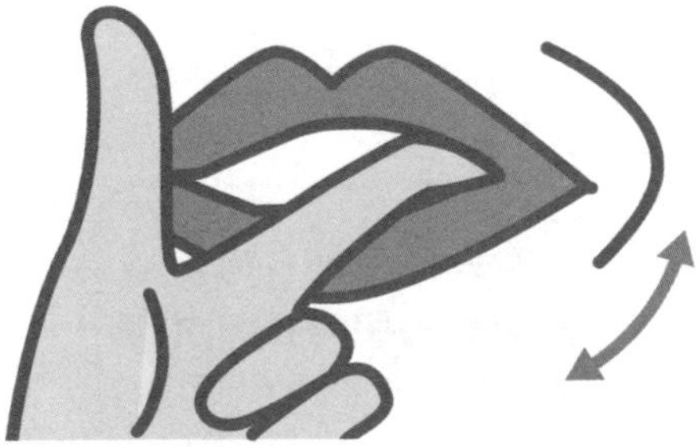

擦拭口腔汙垢的方法

擦拭方向為「深處→外側」

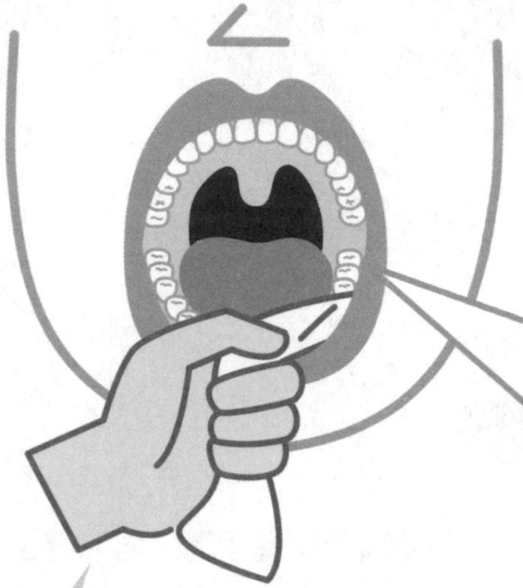

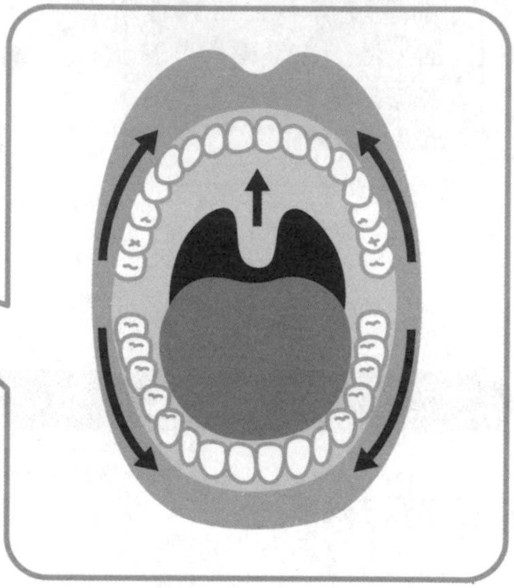

要小心被咬

在牙齒與臉頰之間上下左右擦拭，上顎的部分也從深處往外側擦

將口腔專用濕紙巾纏在手指上，再擦拭口腔。也可以改用口腔清潔專用海綿棒（先用水沾濕再擠乾水份）。

能自行漱口的患者就自行漱口

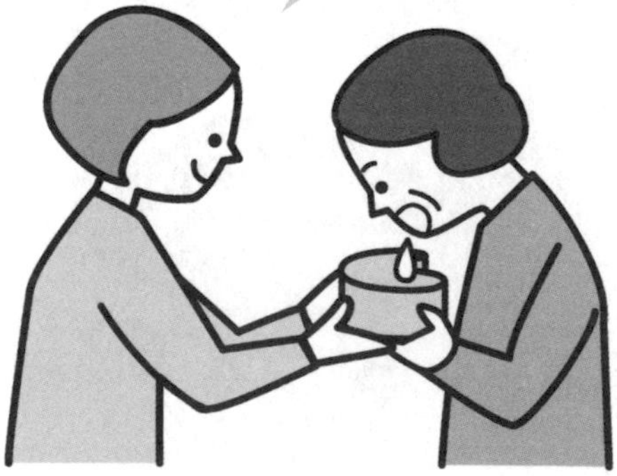

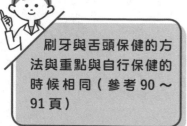

刷牙與舌頭保健的方法與重點與自行保健的時候相同（參考90～91頁）

COLUMN

各位都怎麼進行居家口腔保健呢？

「我知道口腔保健有多麼重要，但真要實踐得花不少時間、精力，也需要一定的技術啊……」我知道，有些人的想法是這樣。

「口腔保健到底能做到什麼程度？」對於這個問題，每個家庭的答案都不一樣，有位長期負責照顧超高齡母親的女性告訴我，她很難用牙刷幫媽媽刷牙，所以都用口腔清潔海綿棒每天幫媽媽刷牙，以及檢查唾液的分泌多寡。

此外，我也聽過家人很拼命想做，但患者卻不願張開口的家庭，或是光餵飯、照看日常起居就耗盡心力，「無力替患者顧及口腔保健」老人照顧老人的家庭。

長照的範圍往往是取決於患者的自理程度與家庭的情況，「有些事做得到」，「有些事卻做不到」，口腔保健也是一樣，做當然比不做好，但需要一定的事前準備與技術，所以若有「被逼得非做不可」的感覺，不妨將口腔保健的優先順序擺在後面一點，也可以拜託看護或是上門看診的牙醫幫忙。請務必找到符合家庭狀況的方法。

COLUMN

照顧者很難在幫患者進行口腔保健的時候使用牙膏

市售的牙膏有很多種藥效：預防蛀牙、牙齒美白、照顧牙齦等，大部分的消費者也都是為了讓口腔變得清新或是預防牙周病而選購。

不過，長照依賴度較高，無法自行刷牙的患者，就安全上來說，最好不要使用會發泡的牙膏。因為牙膏是會放進嘴巴的東西，所以通常都很安全，稍微吃進肚子也不會有危險，可是，如果沒辦法在刷完牙之後漱口將口中的泡泡吐出來，那麼情況可就不一樣了。

96頁提到，沒辦法在完成口腔保健之後漱口的人，通常需要照顧者幫忙擦掉口腔裡面的汙垢。假設使用了會發泡的牙膏漱口，照顧者很難避免患者吞下泡泡，也很難將這些泡泡全部擦掉。

照顧者不一定需要牙膏才能幫患者進行口腔保健。牙齒的部分可利用牙刷刷乾淨，黏膜的部分可用口腔清潔海綿棒或是口腔專用濕紙巾擦拭，讓口腔保持乾淨即可。

5 如果患者討厭口腔保健該怎麼辦？

- 大部分的人都不喜歡口腔被碰
- 尊重患者的意思，在可行的範圍內完成保健

就連在意牙齒的人也一樣……

之前上門看診的時候，患者的家人告訴我「患者一直都很在意牙齒，每個月都會定期去牙醫診所一次，而且就算現在有點失智，只要一想到這件事，哪怕是半夜也會大喊『把牙刷拿過來！』然後坐在床上刷牙」。

聽到這裡，我覺得「這樣很棒耶！」但真的檢查患者的口腔之後，連我這個早已經過各種大風大浪的人，都不自覺地隔著口罩大叫一聲「哇」。原來患者的牙齦又紅又腫，牙齒也卡了一堆牙垢，許多牙齒都蛀得快掉了。

這位患者在失智之前，的確很在意自己的牙齒，有一點問題都會急著接受治療，而且刷牙都刷得很仔細。

但是在罹患失智症之後，變得只要有一點不順他的意就會大發雷霆，也不願意讓家人檢查他的牙齒，家人也覺得「患者是會好好刷牙的人」，所以就交給患者自己照顧牙齒，所以原本很乾淨整齊的牙齒才會在不知不覺之間變得亂七八糟。

一邊尊重患者的意思，一邊幫忙收尾

其實**這種「看起來有刷牙，但其實沒刷牙（沒刷掉汙垢）」的例子非常多**。如果患者還能自行刷牙的話，就尊重他的想法，讓他自己刷牙，**事**

口腔保健的協助

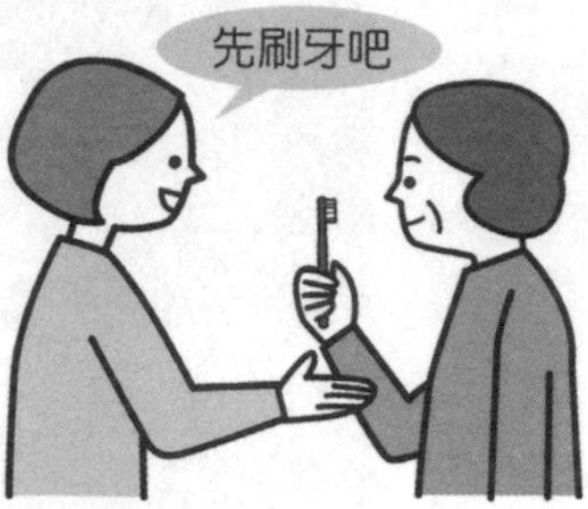

一邊尊重患者的想法，一邊請患者刷牙。由於刷牙是長年以來的習慣，所以就算是失智患者，一握到牙刷，就會開始刷牙。

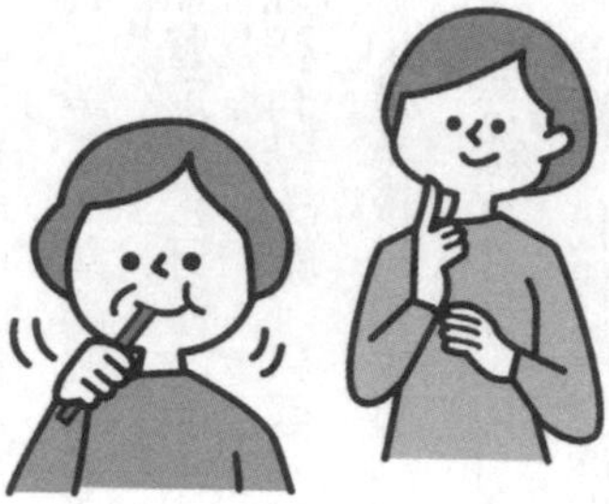

站在旁邊觀察患者怎麼刷牙，以及刷牙刷多久。

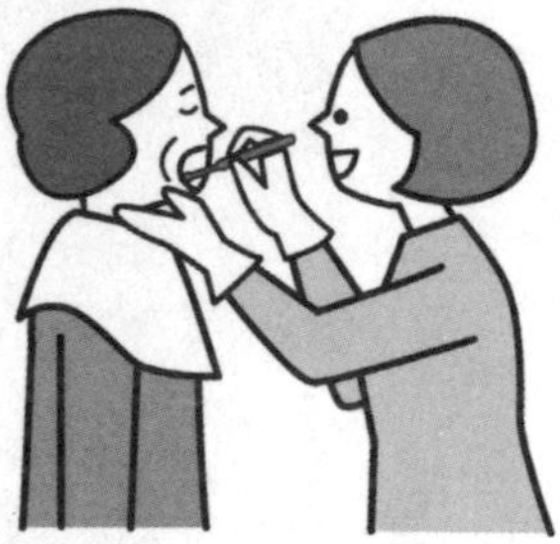

可以的話，檢查看看有沒有沒刷乾淨的地方，如果有，就幫忙刷乾淨。如果沒辦法每次都這麼做，不妨只在「患者就寢前的口腔保健」幫忙刷牙。

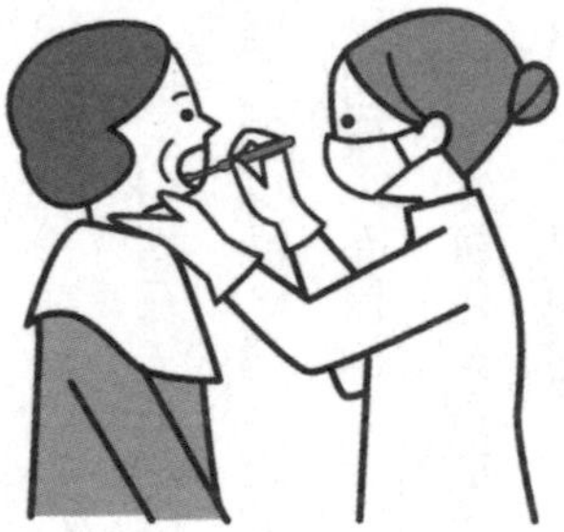

如果「連最後幫忙刷牙」都不行，或是「患者不喜歡別人幫忙刷牙」，只好去牙醫診所或是請牙醫上門幫忙。

後再確認是不是刷乾淨，如果有些地方沒刷乾淨，照顧者再幫忙刷一遍即可。

如果連這樣都沒辦法，不妨與上門看診的醫師討論，尋求「更符合實務的口腔保健」。順帶一提，開頭提及的家庭，在我提出可以尋求長照中心幫助安排牙醫上門看診的建議之後，患者之前常去的牙醫診所便提供了上門看診的服務。能讓熟知患者病歷的牙醫上門看診，真的是件非常幸運的事情。

6 真的隨時都需要假牙嗎？

● 並不是「只要裝了假牙，什麼都能咬得動」
● 依情況，有時醫師會建議不裝假牙也OK

使用假牙也要練習？

某天，我看到一位坐在護士站的老人家好像在吃糖果一樣，嘴巴動個不停，我覺得有些不對勁，便關心了一下這位老人家。一問之下才發現，他是用舌頭在動下排的活動假牙。我常常看到有些人習慣用舌頭移動長年使用的假牙。

牙齒是吃飯、說話，維持身體協調所不可或缺的器官，一旦因為某些原因而少了牙齒，通常會裝假牙，維持原有的功能。

由於假牙是代替真牙的義齒，所以與義肢一樣，**需要不斷地練習使用，才能成為身體的一部分**。

失智症患者的假牙

常常有失智症患者的家人問我「會不會是因為牙齒的問題，所以患者才沒辦法好好吃飯，能不能做新的假牙啊？」不過，做假牙這件事會需要患者不斷地張嘴、閉嘴，以及在恰到好處的位置咬合，**如果患者沒辦法做到牙醫師的這些指示，就沒辦法做出適合患者的假牙**。

就算無論如何都要做假牙，患者也得經過練習才能習慣假牙，這對失智症患者來說，是一件不太容易的事，而且用不習慣的假牙吃飯，反而有可能吃得很不順，甚至是發生危險。

在身體健康，什麼都能吃的時

候，假牙的確是不可或缺的一部分。假設失智患者「還能正常使用假牙」，就讓患者繼續戴著假牙。要注意的是，失智之後，就很難清潔假牙，也很難自行清潔口腔，有些患者甚至會忘記自己有戴假牙。此外，當假牙變得不太好戴，也有可能變成**「沒有牙齒也沒辦法」**或是**「沒有假牙反而比較方便吃飯」的狀況**。

戴假牙的人不方便吃的食物

型態	食品種類	不方便吃的理由
薄	萵苣	很難用牙齒咬住
細	炒蛋	很難用牙齒咬住
硬	煎餅	咀嚼時，很難施力
纖維很硬	小松菜的莖	很難咬斷或磨斷
滑	蒟蒻	很難用牙齒咬住

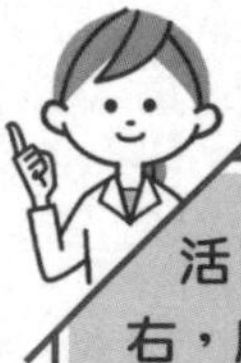

活動假牙的咀嚼效率只有真牙的30%左右，所以不是裝了假牙就什麼都能吃，而是得經過練習，才能習慣，就像是使用義肢一樣。

咦？假牙跑去哪了？

我偶爾會聽到以為假牙不見，結果被患者吞進肚子的意外。**一旦「假牙變得不合適」以及「患者的失智症狀越來越嚴重」，就很容易發生不小心吞下異物的「誤嚥意外」**。

在92頁的時候提到「先確認口腔」這點，這也包括檢查「假牙是否還在嘴巴」這個部分。

如果患者不小心把假牙吞下去，而且卡在喉嚨附近的話，可以從嘴巴裡面拿出來，但如果已經整個吞到肚子裡面，就只能等患者拉出來，或是動手術取出來。

除了小顆的假牙之外，也有不少患者將牙冠或是下排的整排假牙吞進肚子，所以**患者若是戴了假牙，一定**

要確認假牙還在不在。

睡覺的時候，到底該不該拆掉假牙？

一直戴著佔據口腔大部分面積的活動假牙，就像是長時間穿著皮靴一樣。所以拆掉假牙能讓黏膜休息一下，就像是脫掉皮靴之後，腳趾頭才有機會活動活動。

所以基本上，**可在患者睡覺之前，先幫他把假牙拆掉再進行口腔保健，然後將假牙清乾淨，再泡在水裡或是假牙清潔劑裡面**。不過也有人習慣戴著假牙睡覺，例如有些人曾在半夜被災難嚇醒，忘了戴上假牙就去避難，因而遇到很多麻煩。

如果是「沒戴假牙就沒有安全感」的人，只要每天能把假牙洗乾淨，並且能避免假牙傷到口腔的話，就這麼戴著假牙睡覺也沒關係。

不過，若是沒辦法在用餐之後把假牙洗乾淨，或是口腔偶爾會因為假牙而受傷，以及只戴了一顆假牙，建議在睡覺的時候拆掉假牙，因為晚上睡覺的時候，口腔裡面的細菌比較容易增加，**一不小心還會把小顆的假牙吞進肚子裡**。

實例

我曾在某間長照中心遇到「找不到假牙」的事情。雖然大家與患者一起想「是不是不小心把包在衛生紙裡面的假牙丟掉了？」「應該不是卡在嘴巴裡面吧？」但還是一直找不到假牙。

隔天開始患者就莫名地沒活力，於是就先不找假牙，而是去醫院就診。結果X光一照，才發現假牙在肚子裡面。還好，最後總算是順利地將假牙排出來，才解除警報。

假牙的照料

拆掉局部活動假牙的方法

用雙手的手指或指甲拿著鉤子（clasp）拆掉假牙

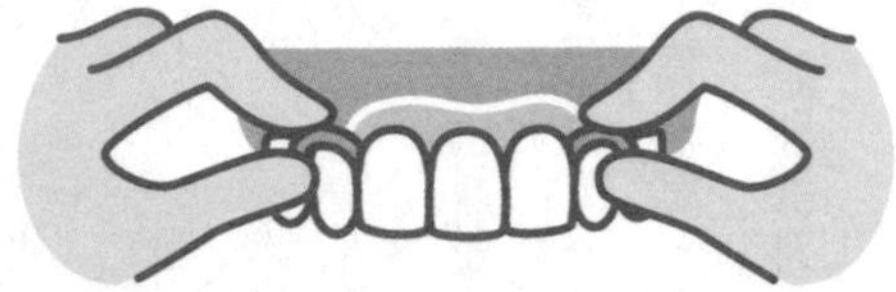

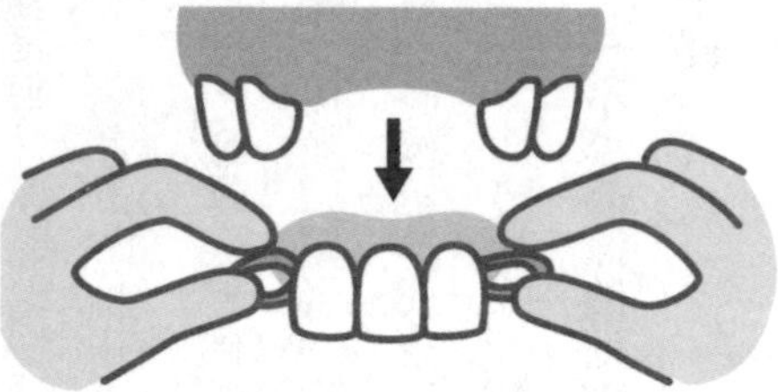

拆掉活動假牙的方法

抓住門牙的部分，讓位於後面的假牙拆下來。空氣跑進去之後，就比較容易拆下來。

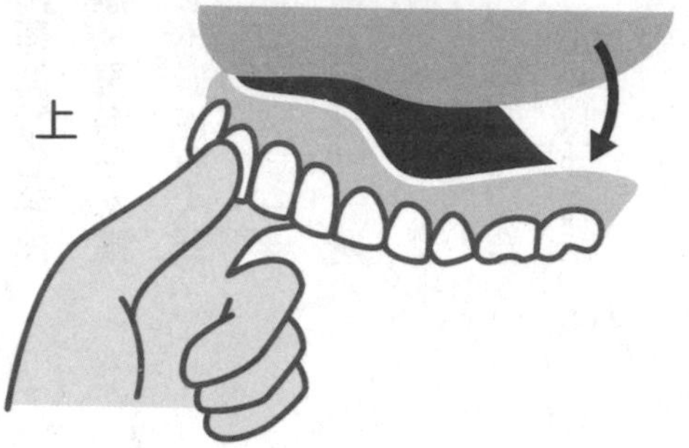

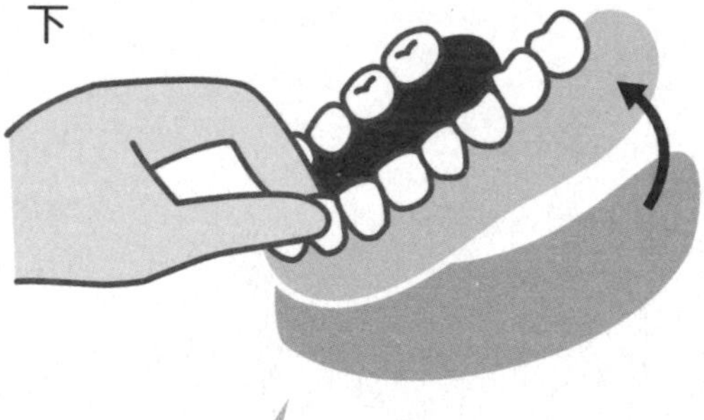

如果嘴巴裡面殘留假牙安定劑，可利用口腔專用濕紙巾擦掉。

清洗假牙的方法

與一般的刷牙一樣，用牙刷刷掉汙垢。睡覺之前，將假牙泡在假牙清潔劑裡面。

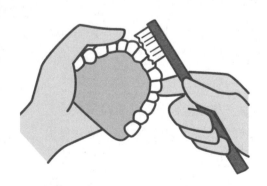

7 不同階段的牙齒與口腔保健

- 如果沒辦法自行照顧口腔，就要改變思維
- 如果無法順利進食或是牙齒有問題，可去診所看診或是請牙醫上門看診

不知道大家是否聽過「8020運動」這個字眼。這是於1989年，日本牙科醫師會與日本厚生勞動省提倡的「到80歲，仍保有20顆牙齒」的運動。**基本上，只要能留住20顆牙齒，就能咬得動堅硬的食物**。

擁有堅固的牙齒非常重要，但要「留住」牙齒就得認真保養，每天刷牙以及定期健診固然重要，但如果這些事都沒辦法自己做的話，該怎麼辦呢？

長年替高齡者或是受照顧者診療口腔之後，我發現必須從**患者的狀態思考牙齒或假牙的意義以及調整口腔保健的思維**。

①可自行照料的時期

在患者還能自理的時候，基於「從嘴巴進食」有益健康的考量，**牙齒或假牙絕對是不可或缺的一部分**。能仔細地咀嚼，享受用餐的樂趣，是讓生活充滿元氣的第一要件。

此外，如果能長保口腔清潔，以及透過按摩促進唾液分泌，避免口腔變得乾燥，或是透過肌耐力訓練維持「進食能力」，都是維持健康的不二法門。

②能部分自理的時期

這是還能自己刷牙或是穿戴假牙，但沒人負責接送，就無法去牙醫診所的時期。雖然周遭親友的照顧方式也有關係，但如果連日常行為都需

要旁人照顧的話，有些部分就無法自理。

可喜的是，此時與①的時期一樣，都還有健康的牙齒或是假牙。不過，**如果患者無法自行清潔假牙，或是假牙用不習慣，有可能就得由照顧者幫忙清潔，或是幫忙穿戴假牙**。

③必須接受看護，難以自理的時期

這是連刷牙都無法自理的時期。

一旦進入這個階段，就得由照顧者幫忙進行口腔保健，但如果患者出現聽不懂「張開嘴巴」是什麼意思的症狀，或是會在進行口腔保健時，反射地咬住牙刷或是其他工具，就有可能無法完成口腔保健。

如果無法進行口腔保健，就算還有幾顆自己的牙齒，也有可能罹患牙周病或是卡著一些食物殘渣，口腔越變越髒。

假設患者很習慣假牙，不會因為假牙而無法進食，那當然是再好不過，但如果患者會用舌頭頂掉假牙，或是會在用餐時將假牙拆下來，放在餐具裡面，**有可能就不再適合戴假牙吃飯**。

請牙醫上門看診的時期

不管是①、②還是③的時期，只要發生「假牙有問題」「沒辦法幫患者刷牙」「患者不想張開嘴巴」這些困擾，或是「花太多時間吃飯」「患者不想吃飯」這類與「進食」有關的問題，都可以向牙醫洽詢。

假設患者能自己去醫院，或是能在旁人的協助之下去醫院，可直接去醫院接受診療，如果沒辦法去醫院，可請醫生上門看診（上門看診是以無法自行前往醫院的人為對象）。

在使用長照保險的例子之中，通常會有照顧管理專員與上門看診的醫師、護理師幫忙，所以可**請教照顧管理專員**，有沒有能上門看診的牙醫診所。有時候，**熟悉的牙醫診所也有上門看診的服務**，所以可先與對方聯絡與洽談。

各階段的檢查重點

< 真牙與假牙的思維>

①可自行照料的時期

不能沒有自己的牙齒與
假牙的時期

- □ 能否自行預約與前往牙醫診所
- □ 能否每天自己刷牙
- □ 能否自己拆掉假牙
- □ 能否用假牙吃飯

↓

②能部分自理的時期

有自己的牙齒比較好，
以及能自行保養假牙的時期

- □ 是否需要別人幫忙預約與接送才能順利接受診療？
- □ 是否每天刷牙，但刷不乾淨？
- □ 是否能自行清理假牙，但清不乾淨，需要旁人協助？
- □ 是否能用假牙進食？

↓

③必須接受看護，難以自理的時期

也許沒有自己的牙齒比較好的時期。
只要還能習慣假牙就沒問題

- □ 是否無法自行預約與前往牙醫診所？
- □ 是否無法每天自行刷牙？
- □ 是否無法自行清理假牙？
- □ 是否無法自己穿戴假牙？
- □ 是否會在用餐的時候拆掉假牙，或覺得假牙不舒服而無法使用？

✓越多項目打勾，代表越符合該階段的狀況。

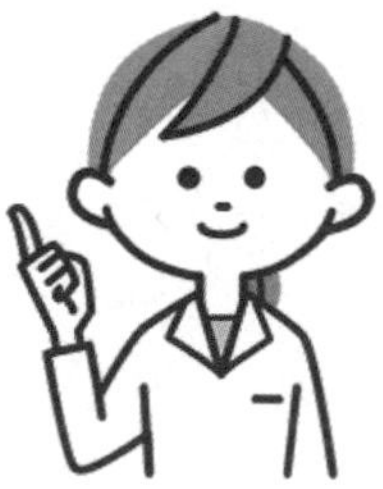

COLUMN

最好在還能去醫院的時候完成的牙齒治療

「2017年患者調查概況」的資料指出，來牙科看診的高齡者人數一超過80歲就銳減，由此可知，許多人在超過80歲之後，就變得難以外出就診。另一方面，根據牙醫診所的資料來看，居家醫療的患者在65歲之後便大幅增加。由於口腔的健康與全身的健康有關，所以就算難以外出就診，還是應該請醫生上門看診。

不過，從上門看診的模式來看，能攜帶的醫療器具有限，環境也不像牙醫診所那般完善（沒有照明或是真空吸引器這類機器）。此外，長照患者通常都有慢性病，所以連簡單的止血處置（例如拔牙後的出血）也做不到。

所以建議大家在還能外出就診時，盡可能治好因為蛀牙而缺損，或是搖晃的牙齒，也請大家記得這是非常重要的事情。

第5章

提升咀嚼力與吞嚥力就能預防疾病

1 身體衰弱從嘴巴開始？

- 口腔衰弱也導致進食的多元性與攝取的營養素不足
- 高齡者不能缺少蛋白質

口腔衰弱

前面提過，要想順利進食，除了要有健康的牙齒，也少不了嘴巴附近的肌肉。

不知道大家是否聽過「衰弱」（frailty）這個單字？所謂的衰弱是指，在老化的過程中，「健康」與「需要看護」的中間狀態，可透過體重下降、疲勞、肌耐力不足、步行速度變慢、身體活動力變差這幾項指標進行判斷。

牙醫也有「**口腔衰弱**」這種常用的詞彙。當嘴巴不再靈活，就沒辦法吃比較硬的食物，或是需要咀嚼的食物，如此一來就無法隨心所欲地吃愛吃的東西，而且就得分心在進食這件事，沒辦法與家人或朋友好好聊天，甚至會覺得外食是件很麻煩的事，連運動或參與社會的機會也會跟著減少，進而整個人陷入負面循環之中。

因為吃不動所以不吃，只吃方便吃的東西

將高齡者分成「方便咀嚼」與「不方便咀嚼」兩組，再調查這兩組攝取的營養素有哪些不同之後，發現在**蛋白質、脂肪、鐵質、維生素A、維生素C**這些營養素的差距大於10%以上，至於在食品方面，則在**海藻、蔬菜、豆類、海鮮類、肉類、種子與果實類**的這些食物出現明顯差異。

由於海鮮類與肉類是得用力咀嚼的食物，所以牙口不好的人通常不會主動吃，反之，米飯、麵包、烏龍麵這類碳水化合物比較方便咀嚼，所以也比較常吃。換言之，沒有牙齒，或是嘴巴變得不再靈活之後，就會只吃方便吃的食物。這麼一來，**食物的種類就不夠與多元，也無法攝取完整豐富的營養素**。

要預防衰弱就得攝取蛋白質

有時我會問高齡的患者喜歡吃什麼，而那些回答「炸豬排」「壽喜燒」或是其他肉類的人，看起來體格都很紮實，整個人也比較有活力。其實就之前的調查來看，**「無法咀嚼」這件事會導致蛋白質的攝取量下降**。不管是動嘴巴還是動身體，當然都需要肌肉的輔助，而製造肌肉的原料就是蛋白質，所以會出現上述的調查結果也很正常。

肉類、魚類、雞蛋、乳製品、豆子、豆製品都含有豐富的蛋白質，而且這些食物還能幫助我們同時攝取脂肪、維生素與鐵質，所以就算年紀越來越大，也建議大家積極攝取這類食物。最理想的模式是早餐、中餐、晚餐都準備富含蛋白質的菜色，但也不需要一直提醒自己準備「一定要有肉類或魚類的配菜」，否則只會徒增壓力。

優格、雞蛋、納豆、柴魚片、午餐肉、鮪魚罐頭、魚肉罐頭，如果手邊有這些能立刻端上餐桌的配菜也很不錯。

「咀嚼」與健康的關係

能夠咀嚼的人 比 不能夠咀嚼的人……

- 攝取更多**蛋白質、脂肪、鐵質、維生素 A、維生素 C**
- 攝取更多**海藻、蔬菜、豆類、海鮮類、肉類、種子果實類**的食物

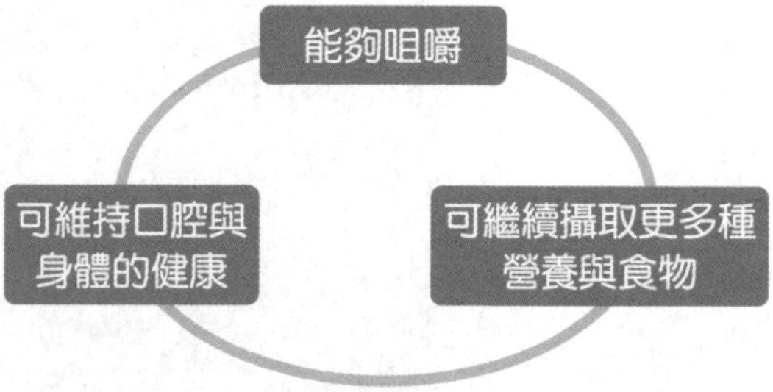

近年來，超市與超商都有許多美味的熟食，其中有不少標榜「富含蛋白質」的種類，建議大家有機會可以買來試試。

2 維持進食與說話的訓練

● 吃飯與說話需要的肌肉一樣
● 養成每天訓練的習慣

我的朋友之中，有一位活力十足的老太太。她曾告訴我「她常常在她的銀髮族專用住宅的休閒活動時間做patakara體操」。

所謂的「patakara體操」是一種口腔運動。在用餐之前做這個體操，能讓嘴巴變得更靈活，所以有不少長照中心都採用了這套體操。不過，對這位還很有活力，每天話說個不停的朋友來說，這個體操似乎有點無聊，所以有次她邊笑邊跟我說「我偶爾會把patakara體操亂改成patakare體操」，看到她這個樣子，我也跟著笑了起來。

話說回來，patakara體操的每個發音都是有意義的。由於這是很簡單有效的訓練，所以在此要稍微介紹一下進行訓練的方法。

說話的效果

嘴巴除了「進食」之外，還有「說話」這個非常重要的功能。吃東西的時候，我們會用嘴唇將食物吸進口中，然後在口腔騰出咀嚼的空間。等到食物嚼到可以吞嚥的程度後，再用舌頭把食物推入喉嚨。

吃東西的時候得閉緊嘴唇，而在發出「pa」這個聲音的時候，也同樣需要閉緊嘴唇。

在口腔騰出空間的時候，除了要閉緊嘴唇，還得抬高舌頭的後方，堵住喉嚨的入口，而這與發出「ka」這個發音的舌頭形狀一樣。

patakara 體操

①「papapapapa」「tatatatata」「kakakakaka」「rararararara」每個發音都發 5 次
②「patakara、patakara、patakara…」連續發出 5 次這組發音

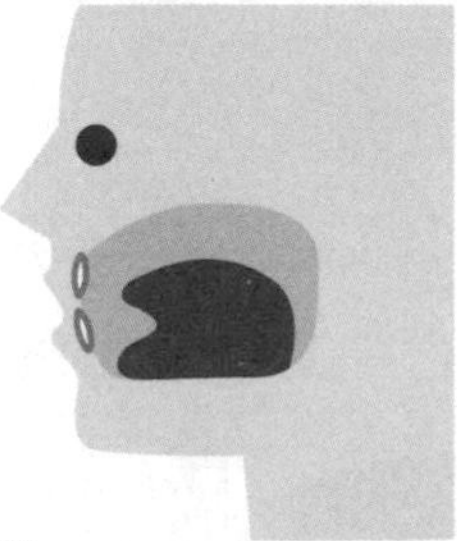

pa
閉緊嘴唇

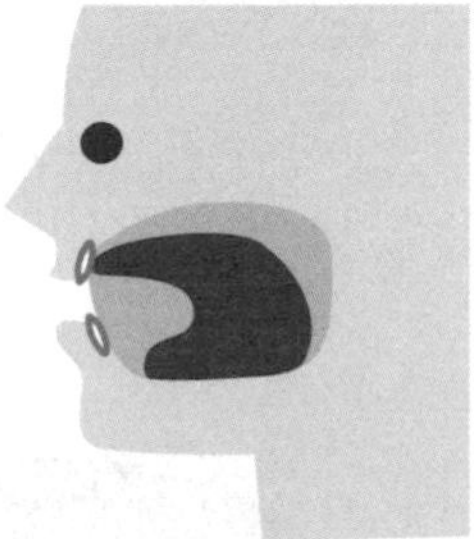

ta
將舌尖抵在門牙的後面

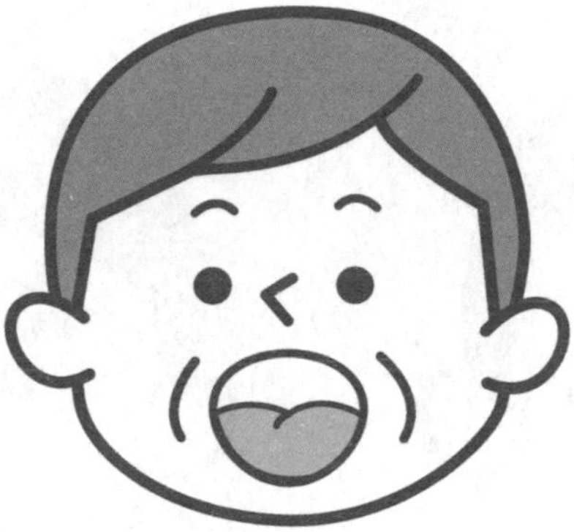

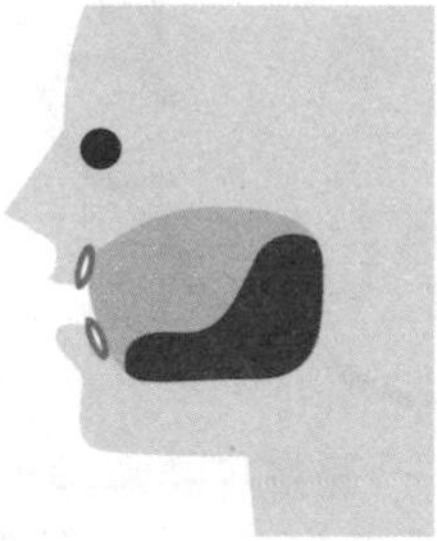

ka
舌根用力

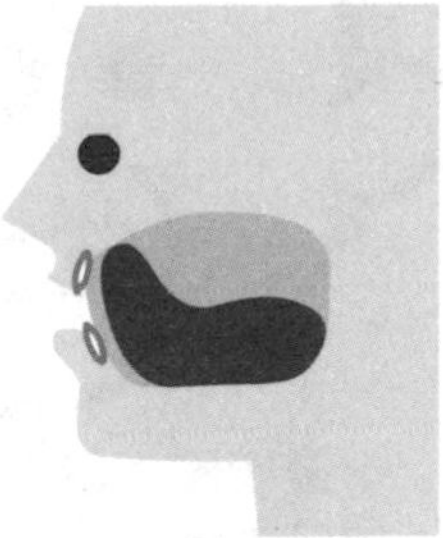

ra
舌尖用力往上翹

吞嚥食物之際，要讓舌尖抵住門牙的後面，再讓舌頭上下扭曲，將食物往喉嚨的方向推，而這與發出「ta」或「ra」的舌頭運動一樣。不管是在咀嚼或是動舌頭的時候，這個動作都很重要。

換言之，**這四個發音可幫助我們進行「進食」與「說話」所需的口腔肌肉訓練**。

微笑也是很重要的訓練

能輕輕地往上揚，露出類似微笑的嘴角的確很美，但隨著年紀變大，嘴角也會跟著往下垂。

嘴角之所以能往上揚，是因為雙頰的肌肉還有彈性。當我們的雙頰還有彈性，就能在咀嚼食物的時候，將掉到牙齒外面的食物壓回內側。

雙頰的肌肉若是因為腦中風或其

「依」與「嗚」的發音練習微笑

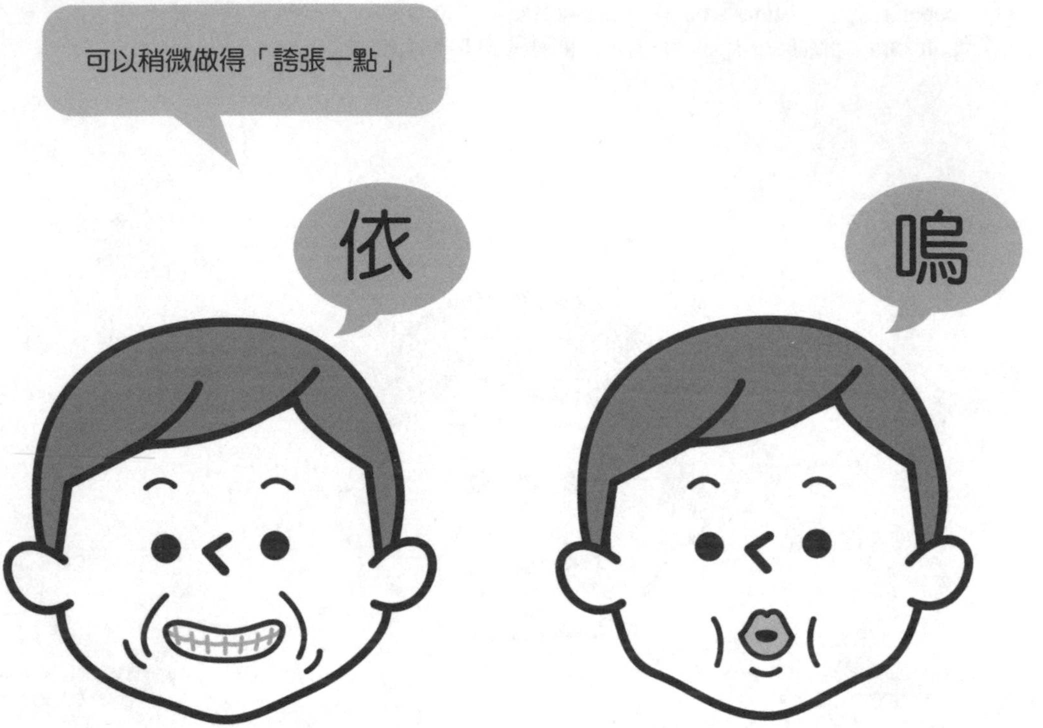

一邊發出「依」，一邊讓左右的嘴角往上揚

一邊發出「嗚」，一邊讓嘴唇嘟起來

他原因而變得不靈活，就無法將食物「壓回」牙齒內側，牙齒與雙頰之間就會殘留許多食物。

如果您也有這類問題，**建議一邊發出「依」，一邊讓嘴角往上揚，做出微笑的表情，再一邊發出「嗚」，一邊做出嘟起嘴唇的表情**，一旦養成這種肌耐力訓練的習慣，就能讓雙頰維持彈性。

3

維持吞嚥能力的訓練

- 吞嚥需要用到脖子附近的肌肉
- 沒辦法做體操的時候，可用按摩取代

能否「吞嚥」與肌肉有關

不知道大家是否聽過「要預防肺炎就要鍛練喉嚨」這種說法？其實市面上有許多介紹這類內容的書籍，所以應該有不少人都聽過才對。

吞嚥食物的時候，會用到喉嚨，而**喉嚨是由肌肉支撐的部位**，因此，要將食物「咕嚕」吞進肚子，就得維持將喉嚨往上拉的肌耐力。

對於能正常咀嚼的人來說，要讓喉嚨動起來不是什麼問題，但還是建議大家多做「**下巴體操**」這種肌耐力訓練。

將手按在額頭，然後用頭與手互相用力推擠，感覺上，就像是在玩「擠饅頭」（一群人背對背，雙手勾住彼此，再用力把其他人推出去的遊戲）的遊戲。這項訓練能讓我們知道脖子附近的肌肉有沒有出力，也就能訓練喉嚨的肌肉。

對於吞嚥能力下滑，只能吃柔軟食物的人來說，「下巴體操」也很有效，有機會請務必試做看看。

沒辦法進行體操的人可輕輕地按摩脖子

不管是前述的「patakara體操」還是「下巴體操」，都是每天該做的訓練。如果沒辦法進行這類體操，可試著進行117頁介紹的按摩，總之就是讓肌肉多動動。照顧者也可以幫忙按摩喲。臉頰的正中央以及下巴的下

下巴體操

用手按住額頭，再讓頭往前推，與手互相推擠

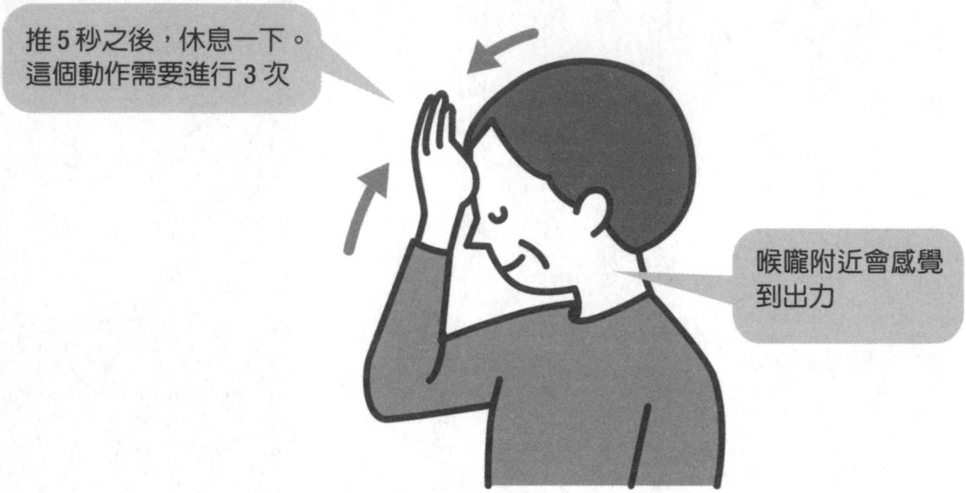

推 5 秒之後，休息一下。
這個動作需要進行 3 次
喉嚨附近會感覺到出力

躺著進行的喉嚨肌耐力訓練

①仰躺後，讓頭抬起來，看著自己的腳尖
②持續 5 ～ 10 秒之後，再慢慢地讓頭躺下來

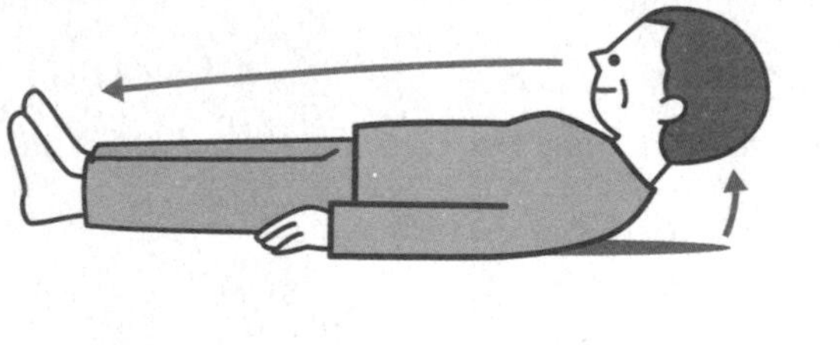

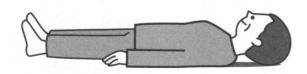

方都有分泌唾液的唾液腺，**輕輕地按摩這些部位，可促進唾液分泌，讓口腔變得濕潤**。

難以進行體操時，可用按摩代替

耳下腺

輕輕地按摩位於左右耳前方的耳下腺。將手放在左右耳的斜下方，再用指尖畫圓

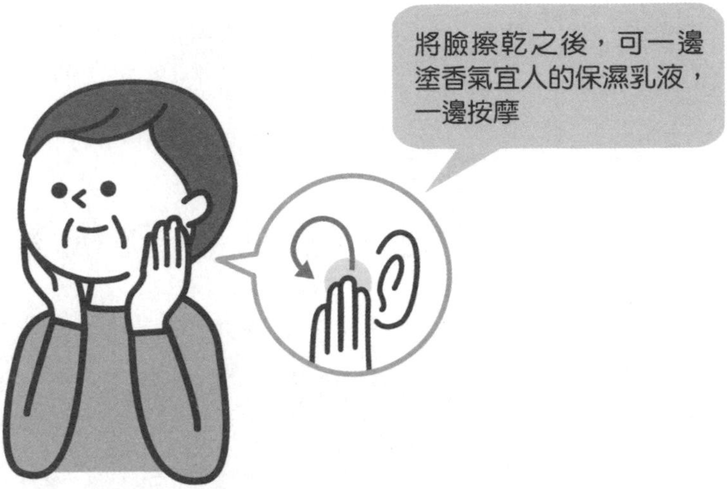
將臉擦乾之後，可一邊塗香氣宜人的保濕乳液，一邊按摩

舌下腺與頜下腺

用拇指替位於下巴下面的舌下腺按摩。也可以輕輕地按摩位於下巴左右兩側的頜下腺

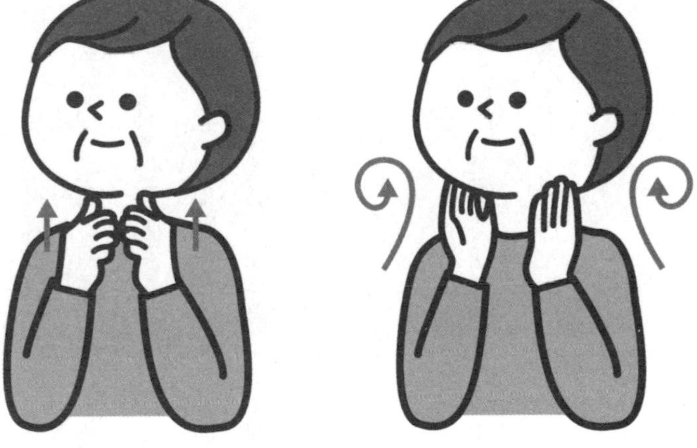

輕輕的按摩即可，不需要用力搓揉臉部。

COLUMN

嘴巴一動，腳就很累？

「我有在做動嘴巴的練習，但反而是腳很累」，這是因為後遺症導致舌頭沒辦法靈活運動，在我的醫院接受復健的患者給我的回饋。

讓舌頭在口腔裡面動來動去，口腔與脖子附近的肌肉當然會用力，但可不只是這些地方會用力，腳部也會跟著用力，就像是用力踩在地面一樣。其實腳若沒有穩穩踩在地面，口腔與脖子是沒辦法好好出力的，所以這位患者之所以會覺得「腳很累」就是這個原因。

感覺上，口腔與腳部離得很遠，但其實是連動的。許多人以為吃飯或說話只會用到嘴巴，但其實會用到全身的肌肉。

本章介紹的是維持進食能力的訓練，建議大家從做得來的訓練開始練習。

4 要維持「進食能力」，就要重視全身性運動

●「咳嗽的強度」是會不會誤嚥的關鍵
●脖子附近的肌肉除了肌耐力之外，也要重視韌性

「進食」這個動作除了與嘴巴有關，也與全身有關係。雖然不能一概而論，但只要在醫院的復健室觀察正在復健的患者，就不難體會「**能走路的人，才能進食**」這個道理。**讓身體維持靈活可說是享受美食的祕訣**。

呼吸訓練的重要性

「吞嚥」與「呼吸」可說是一體兩面的關係，因為不管進入口腔的是食物還是空氣，使用的都是口腔到喉嚨的器官，所以偶爾會發生食物掉進肺部的誤嚥意外，但我們的身體可不會眼睜睜看著食物掉進肺部而坐視不理。一旦食物掉進不該掉進的位置，警衛就會把食物趕出去，而肺部的警衛就是「咳嗽」。

因為感冒或是嗆到而不斷咳嗽時，會讓人覺得有點疲勞，因為咳嗽會用到腹肌以及身體的各處肌肉。

用力咳嗽可將誤嚥的異物推出身體之外，但是當我們的肌肉衰退，**就有可能進入只能輕輕地咳嗽，沒辦法一如往常地進食**的階段。

「深深吸一口氣，再緩緩地吐氣」這種基本的呼吸訓練可強化身體處理誤嚥意外的防禦反應。假設是整天坐在椅子上，沒什麼時間活動的人，務必養成**刻意深呼吸的習慣**。

從鼻子慢慢吸氣的同時，緩緩張開雙手，打開胸口後，讓嘴巴嘟起來，手放下來，再緩緩吐氣。多做幾次這種循環也能讓心情變好。

深呼吸練習

①從鼻子慢慢吸氣，
再緩緩讓雙手往左右兩側張開

②緩緩地放下雙手，
再讓嘴巴嘟起來與緩緩地吐氣

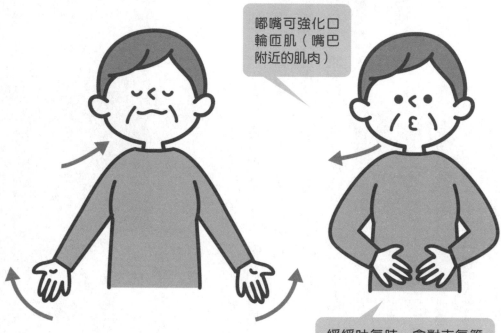

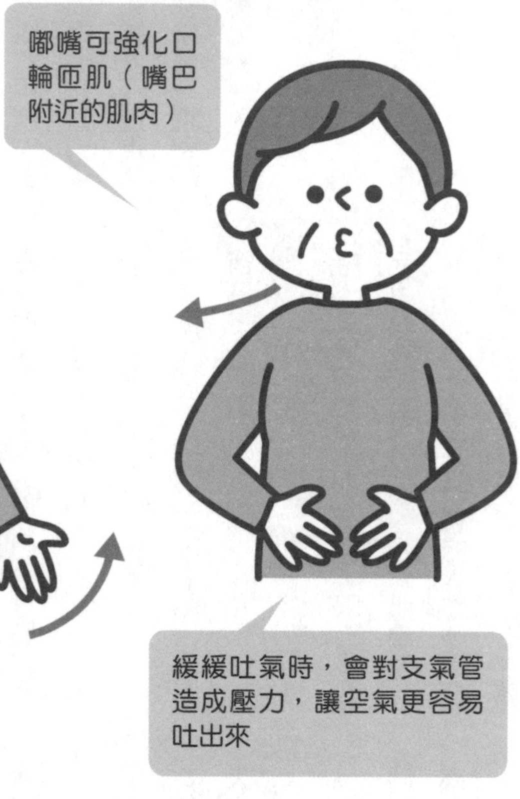

嘟嘴可強化口輪匝肌（嘴巴附近的肌肉）
緩緩吐氣時，會對支氣管造成壓力，讓空氣更容易吐出來

腹式呼吸法的基本就是從鼻子吸氣，再從嘴巴吐氣。這是對患有慢性阻塞性肺部疾病的人特別有效的呼吸法。比起「哈～」的吐氣，「呼～」地慢慢吐氣是不是更覺得肺在出力呢？

「爺爺喝茶的時候常常嗆到，到底該怎麼解決這個問題呢？」有不少人問過這個問題，但如果還能用力咳出來，那麼偶爾嗆到也沒關係，可觀察看看是不是能一如往常地進食即可。如果越來越常嗆到，就有必要與主治醫師討論。

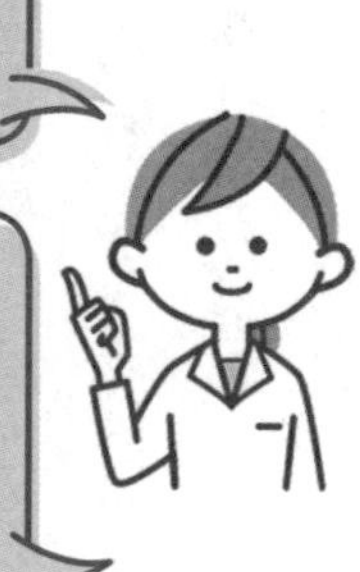

脖子周遭肌肉的伸展操

①讓頭部往前面→後面→左邊→右邊傾斜，讓脖子的肌肉伸展

②讓頭往右邊旋轉一圈，再往左邊旋轉一圈

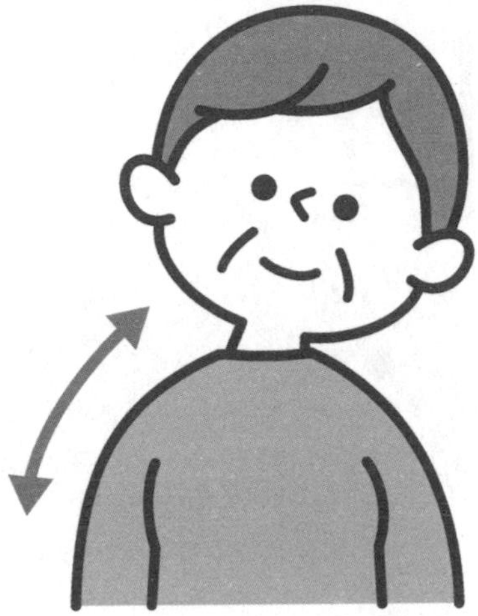

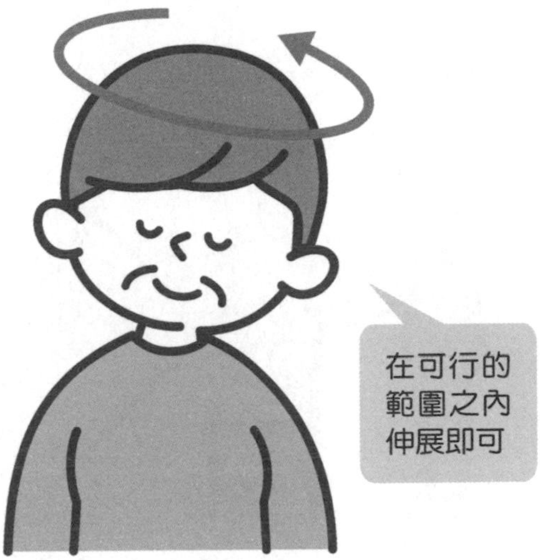
在可行的範圍之內伸展即可

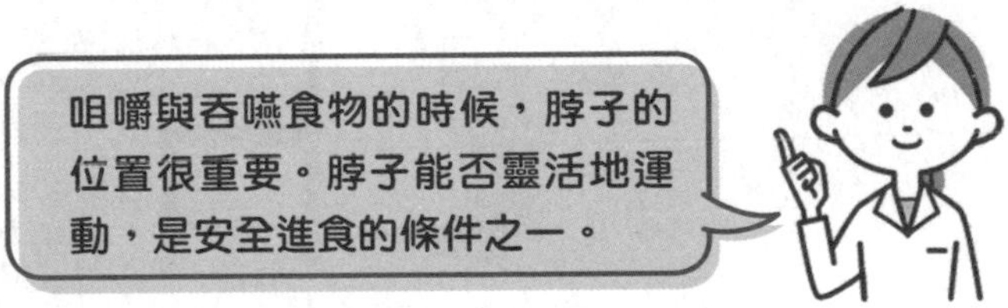
咀嚼與吞嚥食物的時候，脖子的位置很重要。脖子能否靈活地運動，是安全進食的條件之一。

脖子能不能靈活運動？

雖然這問題有點突然，不過請大家試著看向天花板，再吞口水。如何？會覺得很難吞嚥口水嗎？這其實是因為脖子的方向所致。平常我們或許都沒注意到，**但能不能「順利進食」，脖子靈不靈活是重要的關鍵之一**。之所以往上看會沒辦法順利吞嚥，全是因為脖子被往上方拉直。

當我請患者「動動脖子」「或是抬抬手臂」「動動肩膀」時，有不少患者的脖子或肩膀的肌肉非常僵硬，可動範圍非常窄，最多將手臂抬到貼住耳朵的程度。尤其臥病在床的人，脖子更是會因為長期往後折後僵硬，有些人甚至是以下巴一直朝著天花板的姿勢躺在床上。一旦脖子僵硬，會陷入無法吞嚥食物，甚至是無法吞嚥

利用椅子進行全身性訓練

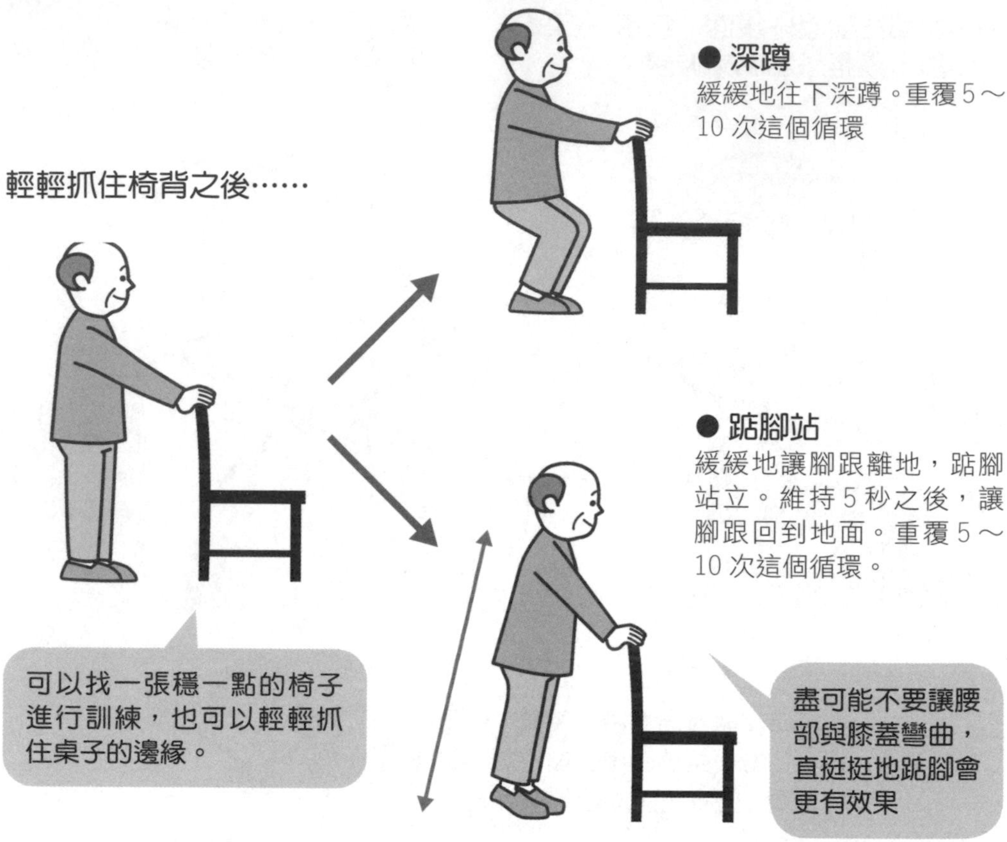
輕輕抓住椅背之後……
● 深蹲
緩緩地往下深蹲。重覆5～10次這個循環
● 踮腳站
緩緩地讓腳跟離地，踮腳站立。維持5秒之後，讓腳跟回到地面。重覆5～10次這個循環。
可以找一張穩一點的椅子進行訓練，也可以輕輕抓住桌子的邊緣。
盡可能不要讓腰部與膝蓋彎曲，直挺挺地踮腳會更有效果

唾液的狀況。

一如第三章所述，「稍微低頭」是能順利吞嚥以及安全吞嚥的姿勢。建議大家**適度地伸展脖子與肩膀的肌肉，讓脖子與肩膀保持韌性**。

小腿肚是第二顆心臟

常言道「小腿肚是第二顆心臟」，當小腿肚的肌肉不斷收縮與放鬆，就能幫助腳部的血液抵抗重力回流到心臟。此外，當腳部的肌肉變弱，就會變得容易跌倒（跌倒與骨折是高齡者「臥病在床」的主因），走路也會變得很困難，需要有人幫忙才能走動。**建議大家每天透過簡單的運動，幫助自己「儲存肌肉」**。

坐在椅子上的訓練

● **大腿往上抬**

讓一隻腳的膝蓋彎曲，再緩緩地讓大腿往上抬與放下來。接著另一隻腳也重覆相同的循環。重覆 5 ～ 10 次這個循環。

坐深一點，再輕輕抓著椅面

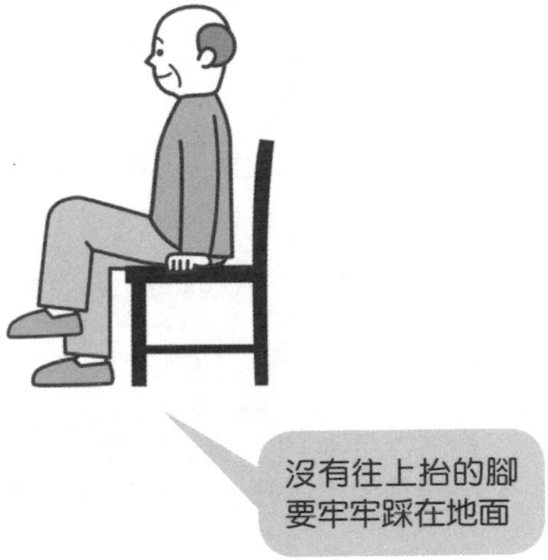

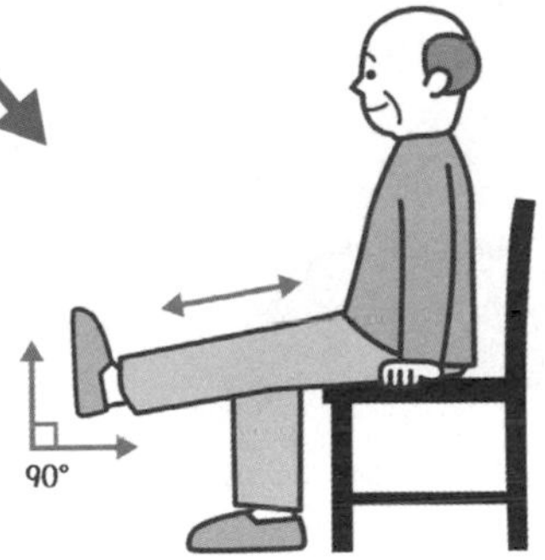

● **順便強化喉嚨的肌肉**

用手壓住椅面，再用力發出「嘿！」的聲音

嘿！
發出聲音的同時，會覺得喉嚨附近的肌肉出力（聲門閉合強化練習）

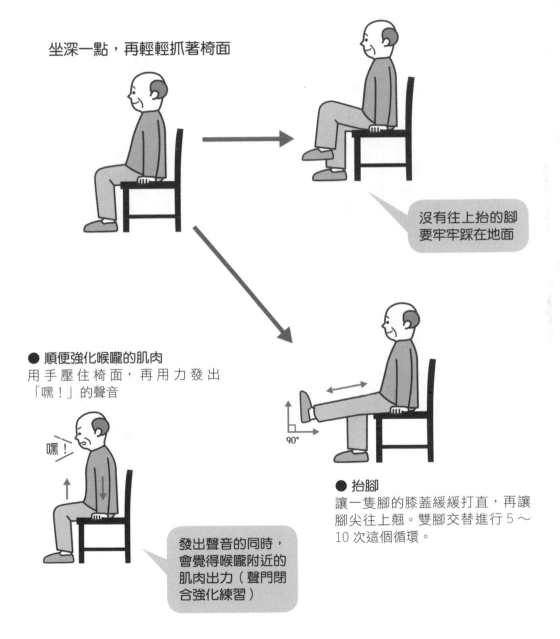

● **抬腳**

讓一隻腳的膝蓋緩緩打直，再讓腳尖往上翹。雙腳交替進行 5 ～ 10 次這個循環。

③邊發出「依」邊微笑，再嘟起嘴巴說「嗚」

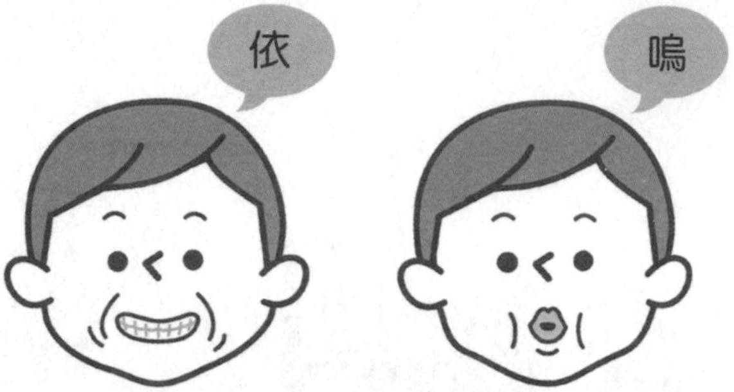

微笑訓練（114 頁）持續這種一張一弛的訓練，可維持咀嚼能力，避免食物掉出嘴巴

④用力張開嘴巴，做出「吐舌頭」的鬼臉

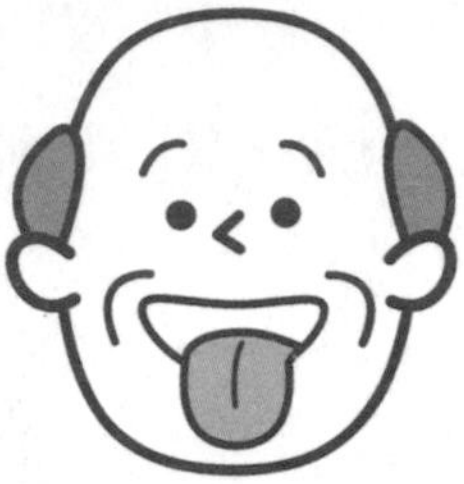

用力張開嘴巴，讓顎部充份運動

⑦大聲發出「pa、n、da、no、ta、ka、ra、mo、no」

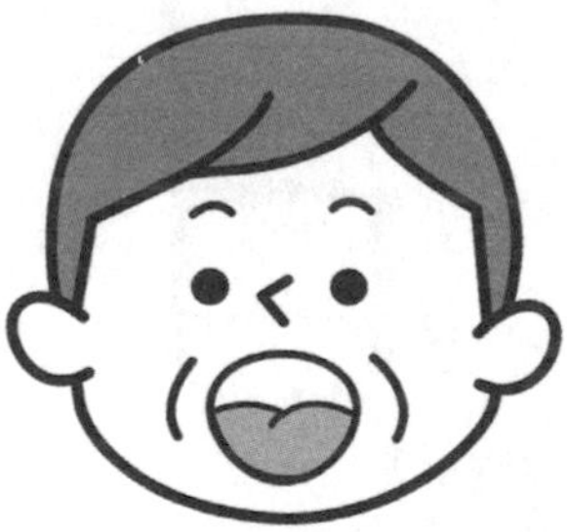

這項訓練可強化用力咳嗽所需的肺部力量與腹肌

⑧最後吞嚥唾液

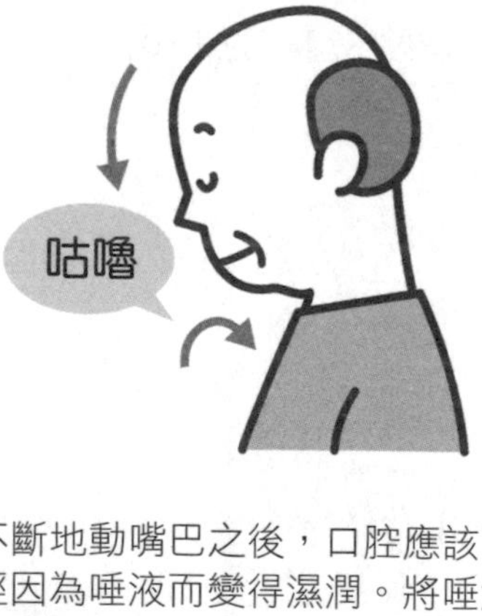

不斷地動嘴巴之後，口腔應該已經因為唾液而變得濕潤。將唾液吞進肚子之後，用餐之前的運動就結束了！

由各種訓練組成的飯前體操

①從鼻子慢慢吸氣，再讓嘴巴嘟起來緩緩吐氣

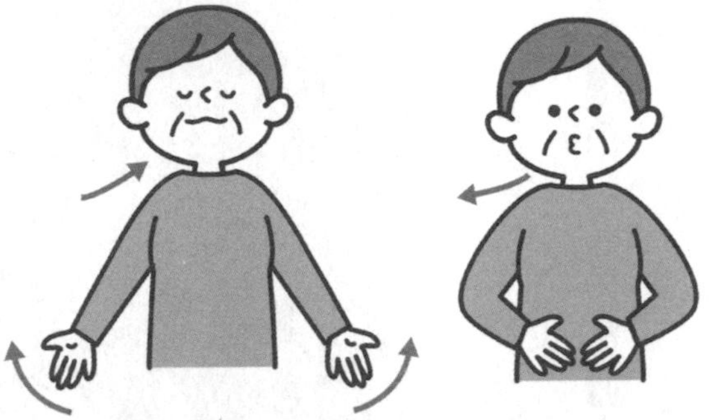

深呼吸練習（120頁）

②讓頭部往前→後→左→右的方向傾斜，讓脖子附近的肌肉伸展

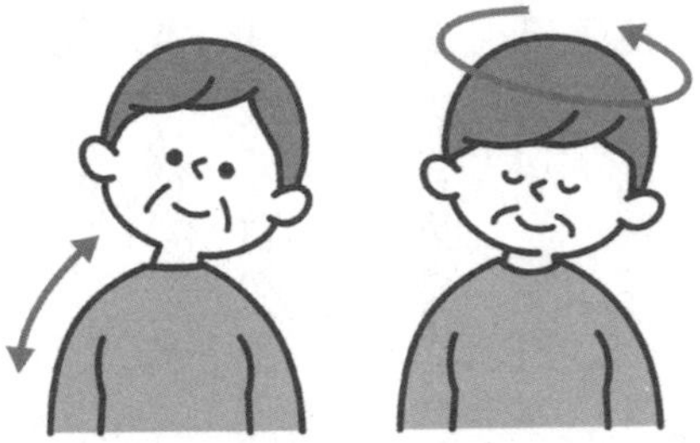

脖子肌肉的伸展操（121頁）

⑤張開嘴巴的同時，讓舌尖觸碰左右兩側的嘴。讓舌尖慢慢地往左右兩側移動，會比快速移動更有意義。

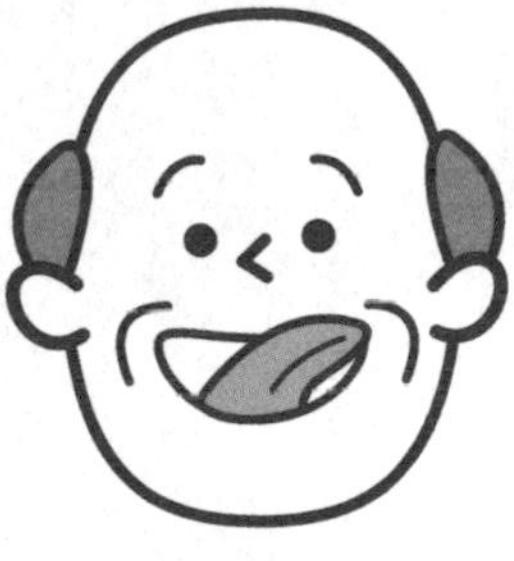

讓舌頭更加靈活，更能往適當的地方移動的訓練

⑥讓舌尖用力抵在上方門牙的後面

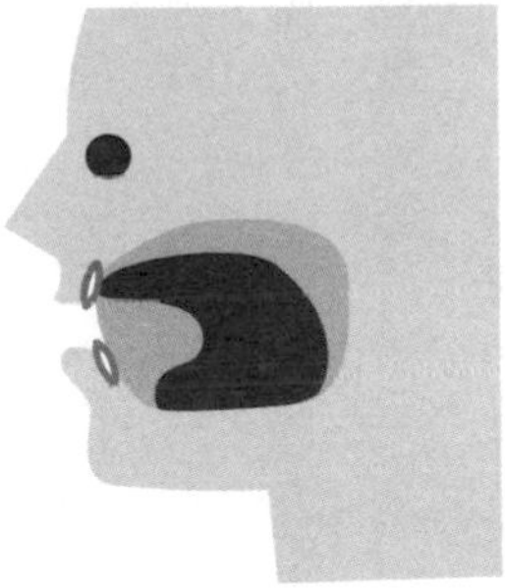

讓舌尖用力抵在上方門牙後面是讓食物「咕嚕」一聲送進喉嚨的重要訓練

5 如果「沒辦法進食」的那天到來，該怎麼面對？

- 所謂的腸道營養是從腸道吸收，而靜脈營養則是從靜脈吸收營養
- 發生「萬一」的時候，有可能無法確認患者的想法

有些人在辭世之前還能正常地進食，有些人則是由自己或是身邊的人發現「最近越吃越少」。多數人的食量都會隨著年紀增長而減少。

有不少高齡者是因為疾病而生活為之驟變。比方說，會因為腦中風這類重大疾病而突然無法進食。雖然有些人能在康復之後正常進食，但有些人則會因此**越來越無法進食，甚至被迫「從嘴巴以外的部位進食」，而這些決定往往是由患者自己或是周遭的親人決定的**。

腸道營養與靜脈營養

從嘴巴之外的部位進食指的就是用管子將營養劑灌進胃腸的「**腸道營養**」（鼻胃管或是胃造口手術），或是「**靜脈營養**」這種從血管打入營養劑的方法（點滴）。不管是哪種方法，**都有可能視情況搭配從嘴巴進食的方法**。

第一章也提過，「最像人類的生活」就是身體最能自由活動的狀態。如果因為某些疾病導致胃腸無法正常運作，醫生通常會推薦以靜脈營養或是腸道營養吸收營養。

大部分的人都知道，腸道營養會使用鼻胃管或是胃造口這類技術。許多人都對「有根管子插在身上」這點厭惡，但是在無法從嘴巴吃東西的時候，這些方法的確是能將營養、水份與藥物有效輸入身體的管道。有些人也是因為這種腸道營養的方法而恢復

腸道營養與靜脈營養

腸道營養

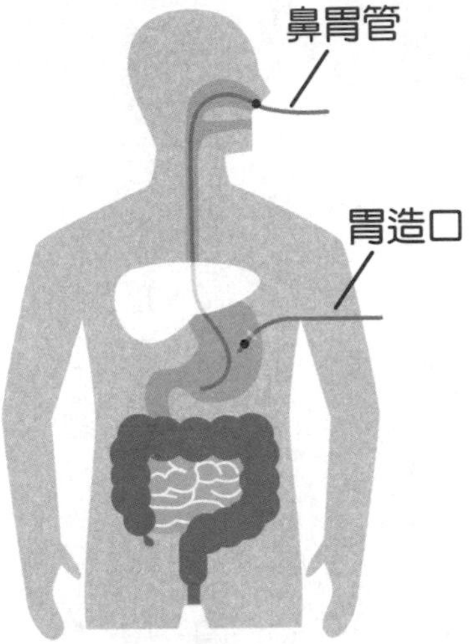

腸道營養

- 透過腸道補充營養
- 這是「透過嘴巴進食」之外，配合身體原本運作方式以及補充營養的方法。

鼻胃管

是讓管子從鼻子通到胃部的方法，會讓喉嚨無法正常運動

胃造口

需要動手術，而且動手術的部位有可能會感染

靜脈營養

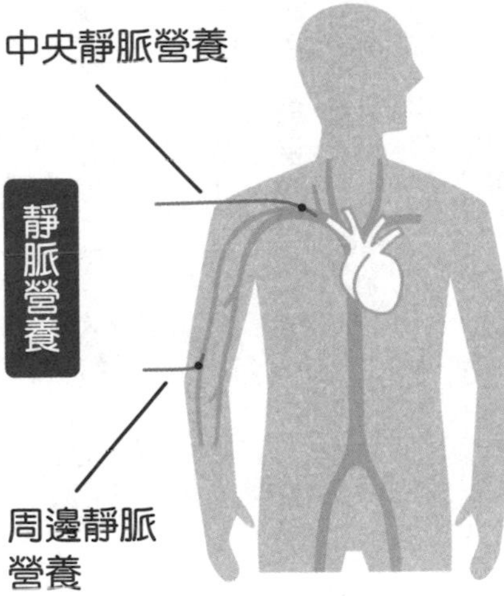

靜脈營養

- 不透過腸道，直接從血管補充營養
- 雖然身體可以吸收到營養，但沒用到腸道（讓腸道休息），所以腸道功能會退化（若是消化器官方面的疾病，就會以靜脈營養的方式補充營養）

如果不斷發生誤嚥或誤嚥性肺炎，的確可以選擇腸道營養的方式補充營養，但這不代表誤嚥性肺炎的風險為零，因為前面提過，除了食物之外，唾液、來自胃部的嘔吐物都有可能造成誤嚥。

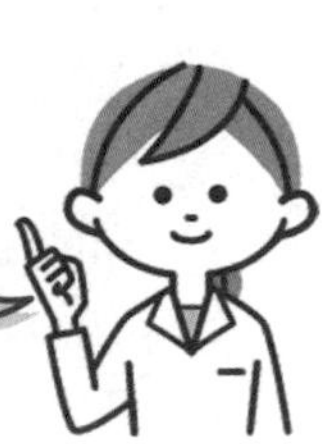

活力。基本上，鼻胃管可用上幾週，胃造口的耐用程度則是以年為計算單位。

話說回來，有些病例不得不長期接受腸道營養這種方法，或是遲遲無法將管子拆掉。此時患者若是同意繼續接受腸道營養，也能得到周遭親人的幫助的話，那一切就沒問題，最怕的是**無法確認患者的想法**，這麼一來，周遭的親人也不知道該怎麼辦

發生「萬一」的時候，有可能無法確認患者的想法

我常聽到「為了以防『萬一』，最好先告訴身邊的人，對於治療與急救的想法」，但能夠事先告知「如果沒辦法用嘴巴吃飯了」這件事的家人又有多少位呢？

我知道，在身體健康的時候，很難跟家人確認這些事，**但建議大家在事態變得嚴重之前，先確認患者的想法**。

當然有時候無法依照患者的想法去做，**但先知道「患者的想法」是非常重要的一件事**。如果很難問患者這些事，可以回想一下患者在「親戚或是朋友發生類似狀況的時候，曾說過哪些話」或是曾在「看電視的時候，對這類事情提出了哪些想法」，試著從中找出答案。

不需要正經百八地討論治療或急救的方法，只需要在日常對話的時候互相聊聊「如果沒辦法用嘴巴吃飯的話，要怎麼治療」「我的話，希望這麼做」即可。這種看似平凡的對話會在緊急時刻，讓我們知道該怎麼處理。

COLUMN

當下的答案都是正確答案

這是在家透過胃造口補充營養，恢復活力的高齡男性的故事。這位男性因為帕金森症的影響越吃越少，最後不得不動手術做胃造口。身體也在吸收足夠的營養、水份與藥物之後明顯好轉，現在偶爾能透過嘴巴進食。

患者與家人告訴我，當下決定做胃造口的時候，真的覺得「無可奈何」，但這已經是沒有選擇的選擇了。

有些人能像這位男性透過胃造口手術恢復原本的生活，有些人最終還是因為誤嚥性肺炎而離世。選擇胃造口之後，能否恢復健康真的是因人而異，但就我的經驗來看，只要患者知道胃造口的意義，或是家人也很肯從旁協助，大部分的患者都能與胃造口和平相處。

如果真的得考慮做胃造口，請根據患者本身的想法，以及長期的生活品質（QOL）還有看護服務以及家裡的人力、無法進食的原因，思考患者有沒有機會恢復原有的健康。

不管結果如何，當下找到的答案都是正確答案。

另一種結語

「想讓他多吃點」與「想吃東西」的心情——安寧療養期的飲食

在第五章的最後，提到了「如果『沒辦法進食』的那天到來，該怎麼面對？」這個話題。有不少患者與患者家屬會在患者的長照依賴度越來越高，變得無法從嘴巴進食的時候，開始思考長期透過胃造口攝取營養這件事。由於這是個困難的決定，在此為大家提供一些建議。

我的父親在住院之後，越來越沒辦法進食，主治醫師也問我「接下來打算怎麼做？」雖然我的工作讓我遇過很多類似的問題，我本身也有一定的經驗，但等到事情真的發生在自己家人身上之後，我卻變得舉棋不定。最終，在父親自己也說「什麼都不用做」的情況下，我便帶著父親回家了。直到現在，我都無法忘記父親在臨終之前喝了口味噌湯，直說「啊，這味噌湯好好喝啊」的模樣。

許多患者的家屬都希望「讓患者在家裡度過人生最後一刻」或是「希望讓患者回到家裡」，希望患者在熟悉的環境與家人一起度過美好的時光，以及享受美食。不過，真要讓患者回家的話，就必須事先完成許多準備，也會遇到許多問題。尤其有許多人在走到人生盡頭，或是病情越來越嚴重的時候，會說自己食慾不振，所以會遇到許多有關進食的問題。

在撰寫本書的時候，我有機會與長期為在家臨終的患者看診的醫師磯崎哲男談到「該如何看待臨終時期的飲食？」磯崎醫師也是我服務的診所的理事長。在這次的對談之中，聊到了非常有共鳴的話題。

「如果已經是安寧療養期的患者，那麼就算無法攝取完整的營養，也可以盡量讓患者吃他想吃的東西。當這類患者回到家裡，家人也會特別想讓患者多吃一些喜歡的東西對吧？但其實患者吃不了那麼多。

有些家屬會因此沮喪或是焦急。比方說，明明為患者準備了10貫他最愛吃的壽司，卻只吃得下一貫……這的確會讓家屬感到沮喪。

當然，這還是比一貫都吃不下來得好，也比完全無法攝取營養來得理想。不過，在患者不想吃或是吃不下的時候，硬是跟患者說『這是你最愛吃的東西喲』，反而會讓患者覺得有壓力。」即使是身體健康的我們，也會因為肚子不舒服而吃不下任何東西，哪怕是自己愛吃的東西也吃不下對吧？一旦身體變得虛弱，無法活動的時間變多，肚子當然不會餓（大部分的住院患者都會說「沒在活動，所以肚子不餓」）。

在長照初期階段，最好讓患者多吸收一些營養，維持身體的機能。不過，家屬想讓患者攝取的營量，與患者想攝取的熱量不一定相同。我父親在喝了那口味噌湯之後，說的那句「啊，這味噌湯好好喝啊」或許就是一種對家人的疼愛。

照顧者、被照顧者都有各種對生活的想法。這種沒有正確解答的每一天的確讓人覺得很辛苦。由衷希望本書能帶著各位讀者，找到與「飲食」有關的正確解答。

参考文献

- 齋藤真由、他「摂食嚥下障害患者への包括的介入を目的とした多職種によるチーム設立と活動の報告」老年歯科医学 第34巻第1号、P101-111、2019年
- 山本龍生「歯科から考える転倒予防」日本転倒予防学会誌 5巻1号、P23-25、2018年
- 日本摂食・嚥下リハビリテーション学会医療検討委員会「日本摂食・嚥下リハビリテーション学会嚥下調整食分類 2013」日本摂食嚥下リハビリテーション学会誌 17巻3号、P255-267、2013年
- 西田亙『内科医から伝えたい 歯科医院に知ってほしい糖尿病のこと』医歯薬出版、P44-54、2017年
- 日本歯周病学会『糖尿病患者に対する歯周治療ガイドライン 改訂第2版』医歯薬出版
- 医療情報科学研究所『病気がみえるvol.3：糖尿病・代謝・内分泌』（第3版）メディックメディア、P67、83
- J.A.Logemann著／道健一・道脇幸博監訳『Logemann 摂食・嚥下障害』医歯薬出版、P155-156
- 谷口英喜『イラストでやさしく解説! 「脱水症」と「経口補水液」のすべてがわかる本 改訂版』日本医療企画
- 村山篤子、茂木美智子、他『最新調理科学』建帛社
- 田中弥生、宗像信子『おいしい、やさしい介護食 臨床栄養別冊』医歯薬出版
- 佐藤彰紘『がんばらなくても誤嚥は減らせる！シンプル食サポート』医歯薬出版、P10
- 坂田三弥、中村嘉男『基礎歯科生理学』医歯薬出版、P288-291、360-374
- 菊谷武『チェアサイド　オーラルフレイルの診かた』医歯薬出版　P14〜16
- 本川佳子「高齢期の栄養ケアー歯科と栄養の関連ー」老年歯科医学 第34巻第１号、P81-85、2019年
- 「はつらつ食品春夏号（2021年4－9月）」ヘルシーネットワーク、P29-30
- 東京消防庁ホームページ「STOP！高齢者の『窒息・窒息誤飲』」2021年10月18日閲覧

MEMO

MEMO

圖解 居家吞嚥照護全書

遠離吸入性肺炎x攝取完整營養素x找回進食幸福感
精準改善咀嚼力，維持長照品質

作者齋藤真由
插畫古藤みちよ（cue's）
譯者許郁文
主編呂宛霖
責任編輯黃琪微
封面設計 zoey yang
日文版內頁美術設計相京厚史（next door design）
中文版內頁美術設計李英娟

執行長何飛鵬
PCH集團生活旅遊事業總經理暨社長李淑霞
總編輯汪雨菁
行銷企畫經理呂妙君
行銷企劃專員許立心

出版公司
墨刻出版股份有限公司
地址：台北市104民生東路二段141號9樓
電話：886-2-2500-7008／傳真：886-2-2500-7796
E-mail：mook_service@hmg.com.tw
發行公司
英屬蓋曼群島商家庭傳媒股份有限公司城邦分公司
城邦讀書花園：www.cite.com.tw
劃撥：19863813／戶名：書虫股份有限公司
香港發行城邦（香港）出版集團有限公司
地址：香港灣仔駱克道193號東超商業中心1樓
電話：852-2508-6231／傳真：852-2578-9337
城邦（馬新）出版集團 Cite (M) Sdn Bhd
地址：41, Jalan Radin Anum, Bandar Baru Sri Petaling,
57000 Kuala Lumpur, Malaysia.
電話：(603)90563833 ／傳真：(603)90576622 ／E-mail：services@cite.my
製版・印刷漾格科技股份有限公司
ISBN978-986-289-818-5・978-986-289-819-2（EPUB）
城邦書號KJ2083 **初版**2023年1月
定價380元
MOOK官網www.mook.com.tw
Facebook粉絲團
MOOK墨刻出版 www.facebook.com/travelmook

國家圖書館出版品預行編目資料

圖解！居家吞嚥照護全書：遠離吸入性肺炎x攝取完整營養素x找回進食幸福感，精準改善咀嚼力，維持長照品質 /齋藤真由 作；許郁文 譯. -- 初版. -- 臺北市：墨刻出版股份有限公司出版：英屬蓋曼群島商家庭傳媒股份有限公司城邦分公司發行, 2023.01
136面；16.8×22.8公分. -- (SASUGAS ;83)
譯自：「食べる」介護のきほん
ISBN 978-986-289-818-5(平裝)
1. 吞嚥困難 2.健康照護
415.51 111020272